U0394649

道家真气

气功修炼次第

（中国台湾）湛若水 著

海南出版社

·海口·

原著作名：《气的原理》
作　　者：湛若水
中文简体字版 © 2013 年出版　本书经城邦文化事业股份有限公司商周出版事业部正式授权，同意经由海南出版社有限公司出版中文简体字版本。非经书面同意，不得以任何形式任意重制、转载。

版权合同登记号：图字：30-2024-098 号
图书在版编目 (CIP) 数据
　道家真气 / 湛若水著. -- 海口：海南出版社，
2013. 4 (2024. 12 重印).
　ISBN 978-7-5443-4971-0
　Ⅰ.①道… Ⅱ.①湛… Ⅲ.①道家 – 气功 Ⅳ.
① R214
　中国版本图书馆 CIP 数据核字 (2013) 第 053498 号

道家真气

DAOJIA ZHENQI

作　　者：（中国台湾）湛若水
选题策划：李继勇
责任编辑：张　雪
封面设计：u-book
责任印制：杨　程
印刷装订：三河市祥达印刷包装有限公司
读者服务：唐雪飞
出版发行：海南出版社
总社地址：海口市金盘开发区建设三横路 2 号 邮编：570216
北京地址：北京市朝阳区黄厂路 3 号院 7 号楼 101 室
电　　话：0898-66812392　010-87336670
电子邮箱：hnbook@263.net
经　　销：全国新华书店
出版日期：2013 年 4 月第 1 版　　2024 年 12 月第 20 次印刷
开　　本：787mm×1 092mm　　1/16
印　　张：17
字　　数：180 千
书　　号：ISBN 978-7-5443-4971-0
定　　价：35.00 元

目 录

目 录

自　序

人体能量学的奥秘

1995 年 7 月在北京召开的"中国科协第二届青年学术年会"中，有位学者提出了建议："何不给'气功'下一个准确的定义？"不料此话一出，却引来一阵哄堂大笑。的确，至目前为止，虽有不少人试图为气功下定义，却始终无法得到气功界众多流派一致的认同。

近十年来，世界各国气功网站陆续设立，但是各个网站解释"什么是气功"这个问题时，却是各显神通——有的说气功是武术，有的说是中医，有的说是太极，也有人把它解释为放松运动，更有人干脆称之为"一种生活方式"，西方世界大都将气功直接翻译为"呼吸练习"（breath exercise）。

中国的气功发展已有几千年的历史，而气功修炼过程之中产生的种种现象，常脱离人们的生活经验，古人找不到适当的词语解释，所以用各种象征词语替代，而且修道家言人人殊，在描写同一件事时竟出现六七十种异名。对现代人而言，恍兮惚兮、无中生有、水火、龙虎、铅汞之类的隐喻，尽皆抽象玄奥，令人迷惑难解。道家修炼语言与现代数、理、化、生、医用语无法接轨，这是气功研究的一大障碍。

气功本来就是"不科学"的,科学研究讲究的是实验,气功研究讲究的是心法,实验是内容成分的分析,心法则是"意识的运作规则",实验是"如何"(how),心法是"为何"(why),两者研究方向不同,但是从科学实验无法观察出心法,只能从心法的运作中探索科学的验证。心法是实修之术,老子必然得道,否则无法写出《道德经》,每一部道书也都是历代修道家修炼的心得结晶。但是时移世易,继黄元吉(1271—1355,元代道士)、赵避尘(道号顺一子,北京昌平县阳坊镇人,生活于清末民初,生卒年月不详)之后,现代社会已经很难出现理论、实修兼善的道家大师了。

数十年来,世界各国已有很多科学家投入气功的研究,虽然在物理、生理、医疗等方面获得许多数据,而且得知气功可以改善健康、提高智力及调动先天潜能,但这些局部的发现仍然无法综合成一个整体,难以一窥气功的全貌,气功的研究还是处于瞎子摸象阶段。

如何取得正确、有系统的"心法",是研究气功成败的关键所在。北京理工大学教授、现任中国气功科学研究会学术主任谢焕章曾建议利用系统科学的方法,先将各种功法汇集起来,经过实践之后,再将经验归纳为一个模型,这的确是一个可行的研究方法。只是,近几十年来,一些个人开宗立派,其所传授的功法大都只是气功的某个片段,无法成为一个有系统的教程,只有传袭历史悠久、授艺阶程完备的大门派,其功法才经得起时代的考验，才适合作为气功研究的目标。但大门派的心法大都是口传心授，并不形诸文字，而且必须正式拜师入门，循着由浅入深的心法逐步修炼，并体悟其原理，才能找到气功的变化机制，从而建立气功的基础理论。

笔者在一个偶然的机会进入梅花门学功夫，梅花门原名梅花桩，在中国已经传袭两千余年，功夫博大精深，其心法逐渐失传，殊属可惜。在将近三十年的练功过程中，无时无刻不在思索心法中所蕴含的道理，并找寻气功与现代科学的接轨之处。这本书即是三十年来的心得：以道家炼气公式为纲目，阐述气的原理，在气的种类、炼化、功用等方面，试图为气功建立初步的架构，并描绘出"人体能量学"的蓝图。

气功玄奥高深，光是"炼精化气，炼气化神，炼神还虚"这几个字就包罗万象，花掉人生几十年光阴都不一定能够夸言有成。但是，修道家说："未修道，先治病。"又说："修道不成，乐得身体健康。"古人炼气修道的目的在于悟道成仙，健康只是副产品，但是这几千年来所发展出来的养生术，却成为人类追求健康长寿的最有效方法。在这个时代，健康反而是练习气功的主要目的了。因此本书的内容会偏重在炼气与健康之间的关系，让学习气功的人得以明白功法原理，而能正确地运用养生术。此外，古传道书大都是得道高真所述的高阶心法，一般人可望而不可即，本书从基础的入手功法谈起，即使没有练过气功的人，也可以透过本书对自身能量的运作有基本的了解。

一般而言，在阐述古代经典时，我们大都是举出现代的经验资料或科学数据加以解释，这是"以今证古"；但在修道炼气这方面，古人的成就显然比现代人高多了，所以我们现在以科学的观点解释气功，反而要举出古人的心得加以验证，这是"以古证今"。本书则进一步采取"古今参照"的论述方式，相信更能让读者了解气功的真貌。但是，炼气过程中会出现很多情况，并非一成不变，因此本书只偏重原理说明，以及详细介绍简单的养生功法，其他心法大都点到为止，毕竟练功还是需要师父在旁指导的。

当代理论物理学家卡普拉说："我觉得东方的思想家对一切已经了然，如果能够将他们的答案翻译成我们听得懂的语言，那么所有问题就有答案了。"道家几千年来已经留下无数的资料，其内容离不开现代科学家正在追求的真理，只因语言的障碍而让双方无法对话，希望本书能为古今沟通的桥梁描绘出梗概，并借此抛砖引玉，期待不久的将来能有更多精辟的论述出现，完成东方哲学与现代科学的大融合。

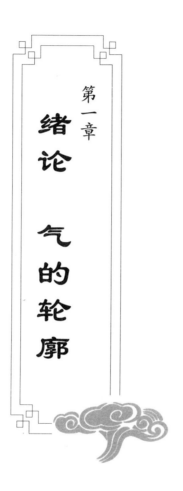

第一章

绪论 气的轮廓

气功爱好者的疑惑

有位朋友学了几年气功,想为推广发展气功尽些力量,于是在网络上开了"气功留言板"的网站,任何人都可以上网提出问题、发表意见。朋友邀了我和几个道友作为留言板的"台柱",负责轮流回答网友的发问。一两年下来,上网阅览、讨论的网友越来越多,这才发现,原来有不少人对气功有兴趣。不过,老子说:"上士闻道,勤而行之;中士闻道,若存若亡;下士闻道,大笑之,不笑不足以为道。"听说气功好就赶紧努力学习的上士仍居少数;而听到气功会"大笑之"的人,在气功颇为风行的今日应该也不多了。绝大部分的人属中士,对气功将信将疑,或者心动却没有行动。

从网友对谈中得知,一般人对气功的认识来自两个渠道:一是网站,一是书籍。一般人练气功也有两种方式:一是加入气功教室,一是凭着东拼西凑的气功知识就"闭门自修"了。其中以自己盲修瞎练的居多,所以练出毛病的人也很多,最糟糕的是练出了问题却找不到地方请教,其心中之惶恐可想而知。

举例来说,一位网友说,他每次一静坐,没多久自己就不见了,一个多钟头才又自动回来,这"不知身在何处"的情形让他感到害怕。我衡度他功力尚浅，不宜坐忘，教他一些心法之后，他才能够将自己"绑"在人间。另外，一位教拳的武术教练说，练了十几年的功夫，却没有练出劲道，问题究竟出在哪里？我告诉他，那是因为没有练好丹田气及"布气"。但因留言板篇幅有限，许多问题只能说个重点，未能畅所欲言。

现代人学气功普遍缺乏人指导。以我自己为例，当我还在念师范学校时，有一天我上街逛书店，发现书架上摆着一本《科学气功》，立刻买回来，照着书中的方法练功，不料练了一段时间之后背痛难当，这个现象持续了好几年，让我痛苦万分，直到拜师学艺背痛的问题才解决。我猜想，当时必有不少人跟我一样，看到书名有"科学"两个字，就深信不疑而购书练功，这些人大概也都吃尽了苦头。

网站上一问一答持续一段时间之后，网友们渐渐期待能有更全面的了解，于是要我推荐气功书籍给他们看，我到书店买了一堆气功的相关书籍回来，走马观花浏览一遍，发现这些书不是在谈历代气功的发展，就是在记录气功治病的实录以及科学实验数据，真正在"气功原理"这个领域发挥的，竟然付之阙如。于是我不揣浅陋将数十年来的心得整理出版，网友们也全都大力赞成。

第一章　绪论　气的轮廓

日益蓬勃的炼气风潮

数十年来，全世界学习气功的风气渐长，加入的人士已达数千万人，如果把气功的内容定义为"呼吸吐纳"，涵盖的范围就更加广了，凡涉及呼吸吐纳的练功方式如静坐、导引、瑜伽、武术、修道、坐禅等，几乎都可归属于气功，把全世界参与这类活动的人士统加起来，恐怕要超过几亿人，显然气功已成为全人类热衷参与的活动。

另一方面，气功的研究也发展得很快，研究气功的学术单位相继成立，苏联很早就成立了中国气功和武术研究中心，欧美各国也不落人后，如美国著名的麻省理工学院、哈佛大学、纽约州立大学、圣迭戈海军医院，英国的伦敦大学、布尔比克学院，瑞士玛赫瑞布研究大学等校，都建立了气功研究机构；此外，世界各地官方、民间气功学术团体也如雨后春笋般纷纷设立，论述气功的书籍、期刊也逐渐增加。波兰和捷克还把气功纳入训练运动员的项目，美国亦把气功作为宇航员的必修课程。20 世纪 60 年代末期，加拿大及美国根据气功的放松原理与现代电子仪器结合，研创生物回馈疗法，并将其纳入"控制论"的研究范围。

1973 年以后，国际气功学术会议曾分别在罗马、布拉格、摩纳哥、多伦多等地举行；中国于 1978 年开始，以中国原子能之父钱学森为首的一些科学家开始推广发展气功，次年 7 月在北京召开"气功汇报会"之后，气功的研究更在全国如荼如茶地展开，设置气功理疗部门的医院、疗养院更不计其数。

在中国台湾地区，陈履安先生因本身曾经练气功，故对气功相当关心，认为气功是中华传统文化。他看了大陆气功发展的相关论文之后，发现台湾地区在这方面落后太多，应该急起直追，于是敦请台大电机系教授李嗣涔博士组成"气功研究小组"，以科学仪器检验的方式研究气功，其中成员包括"中央研究院"物理研究所王唯工教授、阳明医学院崔玖教授、东吴大学物理系陈国镇教授以及台大医院神经科张杨全副教授等人。但是小组成员都不会气功，于是陈履安先生拿了一本《禅密功》给每位成员，叫大家回去练习，台湾的气功研究于焉展开。在研究过程中，李嗣涔博士曾邀请多位各门各派的气功师到台大医院脑波室测量脑波，笔者也是其中之一，后来研究小组也发表了多篇有关气功的研究报告。

气功确实是一门奇特的学科，虽然有那么多人在练习，但大多数人对气功仍是一知半解。虽然知道练气功能强身治病、减轻压力甚至能修身养性，但若问何以至此，大概多数人还是只能瞠目以对，反正人云亦云，师父怎么教，照着练就对了。但是"光说不练假功夫，光练不说瞎功夫"，练习气功不能只是埋头苦干，最好能够明白其中道理，古人云："明其理也，修其道也。"了解原理不但不容易练错，而且练起来也将事半功倍。

第一章　绪论　气的轮廓

学气功的重重障碍

无形无色，科学仪器也许可以测出一些端倪，但却无法就气的生成、成分、功能及变化，架构出一套完整的理论。也许有人会问，自古以来研究气功的书籍不是汗牛充栋吗？古人既然把练功的原理和过程都记录下来，研究这些书籍不就一目了然了吗？

其实不然，大部分的道书，没有经过修炼体验其中境界的人根本看不懂。朱熹学富五车，可是一部《周易参同契》研究了半辈子还是不得其门而入；空海拒绝把《理趣经》借给最澄，原因是认为他看不懂；后期全真道大师陈致虚读《金丹大要》不明其中奥旨时，尚且需要面对祖师画像，晨夕香花、读经百遍千遍，以期"顿尔开悟"。至于老子、庄子及其他一些道家经典，古今学者的注解，其中部分内容如果照着字面臆测，有时候不免牛头不对马嘴。

古人说："书中若得学道法，满街皆是大罗仙。"又说："假传万卷书，真传一句话。"修道典籍虽然堆积如山，但想从书中了解气功却是相当困难的事。道书中不但充满谜语、暗言之比喻，让人觉得玄虚难解，而且缺乏详细的步骤说明。而气功文献中充满"阴阳""铅汞""河车""胎息""鼎炉"等等抽象的字眼，因为欠缺体证，即使看了书也很难在脑海中产生具体概念。

有谓"阅尽丹经千万篇，末后一着无人言"。未经他人点破，道书读再多遍，还是无法了解古人所说的那些抽象文字的真正含义。如果没有人能够把道书翻译成我们听得懂的白话，对现代人而言，丹经道书仍然只是玄之又玄、难以理解的"仙书"。

此外，最令人遗憾的是，气功还有一些口授心传、不笔之于书的"心法"，这些心法往往就是修炼气功的关键之处。所谓"江湖一点诀"，师父说出诀窍之后，听者往往恍然大悟："原来这么简单。"但是自己研究，可能一辈子也悟不出来。

古时候，气功是许多人一生的志业，况且各门派之间相互较劲、争排名，自家门派苦心研创的功法如果被别人学走，就像现代企业视为机密的程序、软件被盗用一样，绝对是无法忍受的。因此，各门派的秘诀都是保密到家，只传少数弟子，或者传子不传媳，有些门派甚至严禁门人著书立说。如此一来，经过漫长岁月、人事变迁，有些秘诀便失传了。

除了古书之外，近代坊间也出版了许多气功书籍，不少人到书店买本气功书，就照着书中的方法练了起来。如果书中谈的只是些简单的呼吸吐纳方法，或是各式各样的导引动作，就算练错了也尚无大碍。最怕是触及守窍、周天运转、炼丹之类比较高阶的功法，如果没有明师指点就照着书中的方法修炼，是相当危险的。每个人的天赋、体质不同，一样的功法，不同的人练出来的结果可能不一样，况且有些练功的关窍还是无形的，经络图上根本找不到。捧着书籍练功，就像盲人骑瞎马，险象环生。

第一章　绪论　气的轮廓

学习气功重视师承

有一回，一位住在台中的朋友带了一个年轻人来找我，想请教一些气功上的问题。这位年轻人全身的气"强强滚"，但是因为没有练化，所以气在全身流窜，大部分笼罩在体表的筋骨皮肉上，也就是所谓的"气团缠身"。我告诉他行气的正确角度之后，他立即用我的方法练了一会儿，突然跳起来高兴地说："通了！原来如此！"其实对错不过是相差一两厘米的穴道而已。接着我又告诉他"心"和"意"的区别，并说明"炼精化炁"的守窍方法，教他回去慢慢练习。

像这位年轻人的情形，我们戏称为"有钱不会用"。比方说，电也有了，材料也有了，但是根据不同的设计图、配线图去组装，它就会变成收音机、计算器、计算机等不同的产品。"心法"就是炼气的设计图、配线图，如果没有人告诉你正确的心法，自己是很难悟得出来的。武侠小说里的各路英豪经常为了一本"武功秘籍"争得你死我活，为的就是要一窥秘籍里的高级心法。俗话说："医不叩门，道不轻传。"我与台中那位年轻人虽是萍水初识，但轻易地就把心法教了他，由于时代变了，"得其人而不教，是谓失道"。学功夫的人已寥寥无几，既然有人热衷功夫，已属难能可贵，当然值得给予鼓励和协助。

古时候学功夫，练功的标准都在师父心里，因为气练久了会产生变化，而在什么状态之下它的变化达到标准，就关系到"火候"的问题，好像面包师烤面包一样，他知道什么时候出炉刚刚好，早一些不行，晚一些也不行。炼气也需要师父在旁观察，由师父来判断此阶段的功夫是否已经练好，是否可以进行下一阶段的功课，如果尚未达到标准，师父绝不会告诉你下一步怎么练。练功不能"贪功躐进"，这个阶段还没练好，绝不可以跳过去学下一步比较高阶的功夫，否则未蒙其利先受其害。

所谓"师父领进门，修行在个人"，同门学艺的师兄弟，进门时间有先有后，每个人进度不一样；就算同一时间入门，因资质、勤惰不同，练出来的功夫也有差别。全真派创始人王重阳有七大弟子，虽然师出同门，但是论道还是各有偏重，也都各自创立了自己的传法世系，其中丘长春开创了龙门派，在论述方面有很多独创性，传至今日，北京白云观仍保存龙门家风。

大门派师父在传授功夫时，有所谓"法不传六耳"的规矩，师父给谁上课，就只有谁能听，尤其像开穴道这等大功夫，掌门师父只教给准备接班的传人，其他弟子别想听到一个字。此外，在练功的过程中，很可能气练偏了，或者阻塞在某个部位通不过，也都要靠师父适时给予调整。

"道法三千六百门，人人各执一苗根"，某些师父可能是由一个特殊的角度切入而得道，但是这个角度只适合他个人，当他把这个方法传授给弟子时，弟子却怎么也学不好。因为功夫若不从基础练起，很难保证人人皆可学成，这就是有些新创门派昙花一现的原因。

因此，古时候的人学武、修道都很重视师承，大凡传袭几百年、上千年的名门大派人人都想拜入门下，因为名门大派的功法已发展成为一套完整的系统，经得起岁月的考验，入门后只要用功、按部就班地学，必有所成。而且老门派历代高人辈出，不乏资质好、悟性高的传人，不断开创突破，汇聚了许多高级心法，投身学艺当然可以学到比较高深的功夫。这就像现代学生每个人都挤破头钻进哈佛、剑桥一样，这等名校出身的毕业生通常名不虚传，有其真才实学。

学功夫应该找"明师"，而不是找"名师"。功夫由浅入深，从初阶、进阶到有成，学习的路途极为漫长，而且过程变化万千，遇到任何状况师父都要有能力解决，才不会误己害人。

古今气功推广发展的环境差异

现代人学气功，大都把它当成工作之余的健身、修心方式。但是，在古代，气功却跟门派的兴衰以及个人的前途有很大的关系。

经过金庸小说的描写，武侠世界令人向往。"武道即仙道"，唐宋以来，修道家有很多人兼习武功，其实导引术与武术相距不远，有些导引姿势很类似拳法的基本架子，而且修道家本来就练气功，渐渐发展出内家拳的路数。其中以武当的武术最为著名，太极拳即广传后世，武当剑也是最飘逸的剑法；此外诸如昆仑、华山、青城也都发展出自成风格的武术，佛门则以少林为宗。

除了寺庙丛林之外，民间也有不少武术门派，华北各省有很多农家，农忙之余大部分的时间都拿来练武。

若要谈初级气功，还是以武功心法最为扎实。中国古代气功的运用有两大主流：一为武术，一为修道。清朝以前，学武和读书同样是博取功名的正途，同样可以拜将入相，光耀门楣。有谓"穷学文，富学武"，学武不但可以卫国，也可以保家。但是，光是学武个性可能失之于粗俗刚强，光是学文又可能失之于懦弱穷酸，因此在中国古代，一个士子的最高标准是允文允武、文武双全，要"上马能弯弓射箭，下马能提笔赋诗"，诸如赵云、岳飞、郭崇韬、王阳明、文天祥、戚继光、曾国藩等人；而岳飞是最好的典型，他把"忠"这个字发挥到极致，人人无不崇敬。武夫不识斗大几个字，当然是被耻笑的对象，书生手无缚鸡之力，同样不被看好。不知道大家有没有注意，孔子乃文人的代表，但腰间配了把宝剑；关老爷乃武人的代表，但手上捧了一本《春秋》，其用意就在"调和文武"。

在中国五千年的历史里面，练气功是非常普遍的事，同时由于专业、长期的修炼，达到很高境界者自然不乏其人。数百年来北京一直是历朝的首都，邻近的河北、河南、山东各省都有大将统率重兵长期驻守，所以这几省的武风也特别盛，可谓高手如云。

现代人对气功没有正确的认识，而且怕练功太苦。我在学功夫的三十年当中，曾经介绍不少亲朋好友来学，大部分人学个三五天就打退堂鼓了，能够继续把基础打好的，十个人里不到一个，原因都在于不能吃苦。

真正要学好气功非下苦功不可，名门大派正规正统的功法大都很辛苦，而且功夫必须经过岁月累积方能有成，一甲子的功力必定比三十年的功力高，这是毋庸置疑的。一般而言，除了少数民间门派之外，能够永续传袭功夫的，还是以道观、佛寺为多，因为出家人没有俗事牵绊，所处的环境最利于长期练功，日久自然功深。现代人生活紧张忙碌，若要规规矩矩拜师入门，花个十年、八年的时间学气功，实际上有其困难。若非一心向道，毅力坚定，大多数的人都是半途而废。

而且，现代人对气功的意义不太了解，大体上是因为听说练气功有益健康才来尝试，许多气功教室为利于招生收费，通常都标榜"轻松练功"以迎合社会大众，最好是一加入就有师父帮忙开穴、打通任督两脉，对于发展正统气功，尚有相当大的距离。

在民间修道家方面，自古以来的功法大都偏向静坐守窍，另外再搭配一些养生导引术。古时候师父教徒弟，往往要徒弟照表操课，徒弟若多嘴发问八成还要挨骂。但现代社会要推广任何一门学科，都必须让人明白其道理，气功也一样，如果都只知其然而不知其所以然，推广起来自然产生许多障碍。

研究气的方向与方法

研究气功的难处，在于研究的对象（气）虚无缥缈、无从观察，如果能将气的内容、变化、功能解析清楚，就能揭开气功的神秘面纱。

每个人都知道"炼精化气，炼气化神，炼神还虚"这个道家炼气口诀，到目前为止，这也是道家典籍透露出来的唯一线索。只是看似简单的十几个字，想根据这个步骤炼气的人却深觉无从下手，光是第一句"炼精化气"就难倒人了。因此，我们必须通过一些基本分析，才能真正了解这个公式的含义。

从字面上分析，这个公式包含了下列三个重点：（1）"炼"这个字就是再制、精制的意思，因此，我们首先要研究精变成气、气变成神的方法和过程；（2）"化"即是变化、转变，不管是质变或量变，前者与后者必有不同之处，因此，接着我们要研究精、气、神三者之间的成分有什么不同；（3）我们花了好多功夫将气练之化之，三者之间的功能必有所不同，否则不必这么费事，因此，最后我们要研究精、气、神各有什么功用？分别对人类产生什么影响？如果把这三个重点研究清楚，气功的原理不就真相大白了吗？

既然目前全世界已有那么多人认同气功，并经由练习气功、瑜伽、静坐，在身心健康方面获得显著的改善，我们就该倾全力让"气功"从雾里走出来，变成一门人人可懂的"气功学"。

研究任何一门学科，都必先具备这门学科的基础训练及经验。但是，气功与一般的学科不一样，"气"必须实际修炼才能体悟。因此，最有资格研究气功的人应该是"气功师"。而且，鉴于古传道书大都失之片断、缺乏系统，因此参与研究的气功师最好出身武当、昆仑、少林这些等级的名门大派，唯有这些门派才有一套自基础到进阶的完整系列课程，气功师长期修炼，才有办法得知功理、功法的全貌。

以前的气功研究模式，"气功师"大都只是科学家、医学家的白老鼠，气功师只负责发功，科学家、医学家则在一旁测之量之，不断做记录、建立数据，虽然通过实验可以测知气的蛛丝马迹，但是气的炼化流程是仪器无法分析的。要说明气功的原理，如果交由气功师现身说法，缺点是气功师大都没有经过科学训练，也许提出来的心得报告仍旧是凝神入穴、抱元守一那一套抽象的语言，让人听了半天还是不知所云。

目前，具备科学家或医学家学养及气功实修经验的人越来越多，用现代科学、医学的语言加以叙述解析的书籍也时有所见。

笔者则是以三十年的实证所得，拿古代道书来相互印证，因为古代道书的内容，大都是古人修炼有成之后留下来的心得，这些内容是先人实修之后的记录，可信度很高。笔者用白话解释气功时，同时援引道书中的理论佐证，证明该分析不是在胡扯瞎掰，信口雌黄。

此外，本书偶尔也引用现代数学家、医学家、物理学家的理论互相对照。其实，目前科学家的发现已逐渐与玄学的领域交会，气功原理已在科学研究中发现不少学理数据，引用这些科学理论，期望能更清楚地描绘出气的轮廓。

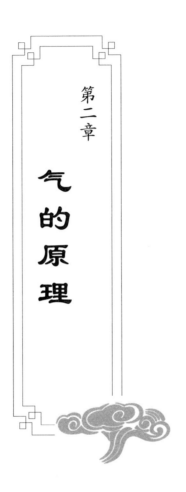

第二章

气的原理

气功一词的由来与辨正

"气功"这两个字，除了在晋朝许逊《净明宗教录》出现过"气功阐微"的记载之外，其他道书丹经鲜少出现。20世纪40年代初期，中国开始有人在武术、医疗的著作中使用"气功"这个字眼，1934年杭州祥林医院出版的《肺痨病特殊疗法——气功疗法》，以及1935年中华书局出版的《少林拳秘诀》，都以"气功"表示呼吸锻炼之术；在1953年刘贵珍出版了《气功疗法实践》一书之后，气功一词便大肆风行，1979年7月，中国国务院召开中国气功汇报会，始予气功正式定名，并将养生功、导引、吐纳、行气、修道、坐禅、炼丹等各家各派的功法统称为"气功"。

如此一来，"气功"变成一个包罗万象、含糊笼统的名词。刘贵珍在其书中给气功下的定义是："'气'是代表呼吸的意思；'功'就是不断地调整呼吸及姿势的练习。"但是这个解释并未获得太多的认同，许多专家都指出这个定义的缺陷，著名的养生家蒋维乔就说："现在大家讲的气功，就是古代的养生法。"因为现代气功既不期望练出武术的威力，也不将之视为修道的一部分，所有的着眼点仅在健康，无非就是古人所说的"养生法"。

除了名词上的争议，有些学者压根儿就主张气功无法成为一门科学。例如中国精神病学教授李胜先就认为，气功是唯心的，是一种自我暗示的身心锻造方式，毫无形迹可寻，无法建立理论系统。很多人赞同他的说法，要在科学上寻找气功定义的做法，无非是缘木求鱼，徒劳无功。

气功的定义似乎难下定论。笔者认为，不如根据道家的"炼精化气，炼气化神，炼神还虚"这个修炼公式加以检视，因为这个公式至少告诉我们：练化会造成改变。而且，精气神的成分、功能各自不同，精不等于气，气也不等于神，既然三者各不相同，就应该分开来称为精功、气功、神功才恰当，否则如何分辨练功的层级？近代将之统称为气功，是因为缺乏气有等级的观念，如同科学家将脑波分为 α、β 等各种等级，因为各个等级的脑波频谱不一样，可见人体接受的能量不止一种，不宜将多种能量统称为气。

曾任中国道教协会会长的陈撄宁在 1957 年写的书中也主张："气功"应专指"炼气之术"，应该与"炼炁之术""炼神之术"区隔开来，但是如此一来，分类又变得非常复杂；不如沿袭古人的说法，把所有的功夫统分为外功、内功两大类，凡在身体外部动作的一律称为外功，如武术、导引、站桩等，凡在身体内部进行的能量修炼一律称为内功，如呼吸吐纳、行气守窍、运转周天等，至于修道、坐禅、瑜伽等等，则可将之归属于派别的不同。但是，外功和内功并非独立不可，反而大都是两者配合运用的。历来的武侠著作和此说法相符。野史、小说里都称侠客为"内功高手""内外兼修"，从未听过任何一部著作使用"气功高手"这个字眼。

目前，"气功"这个名词已经风行全世界，要将它分别改成气功、精功、炁功、神功确实也相当费事，如果要沿用这个名词，并将它作为广义解释，或许可将气功定义为"锻炼人身能量的功法"，以有别于外功的定义"锻炼人身形体的功法"。"锻炼人身能量的功法"这个定义既可涵括不同的门派，也可统摄全部的炼气阶段，任何气功功法都可以在这个定义中找到定位。

气是什么

气功的风行，让一般人对自身体内的"气"颇感好奇，但是气究竟是什么？现在我们就来谈谈东方与西方各有什么看法。

自 19 世纪中叶起，西方科学家即开始投入超心理学（extra sensory perception，ESP）的研究，尤其在美国杜克大学的莱恩博士（B. Rhine）成立超心理学研究所之后，更在全世界掀起研究特异现象的风气，但是直到目前，气功研究也还脱离不了这个范围。这一类的研究如催眠、转世、弯曲铁器等，往往只能测知现象，无法得知真相，研究特异现象还是应该从最基本的成分——"气"着手。

"气"的研究，西方科学家行之有年，长久以来大都用 aura 这个名词来形容人体周围放射出来的"光"，后来也有人称之为人体能场（human energy systems）。20 世纪初期，德国医师傅尔

（Reinhold Voll）开始探索人体生物电特性的现象，随后美国耶鲁大学、苏联喀山大学等著名大学的科学家亦相继投入人体能场的研究，尤其在克里安照相术（Kirlian photo-graphy）发明之后，人体气场的显影观察，更使此类研究向前迈进一大步。本迪特（Phoebe D. Bendit）更对人体的气做了清晰的形象化描述：气是由互相垂直的能流组成的，就像电场总是与相关的磁场垂直一样

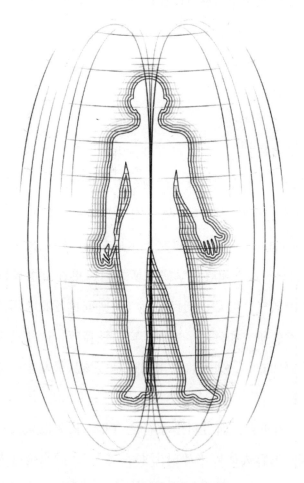

图 2-1　围绕人体流动的环形能流

（见图2-1）；他们还发现人体各部有许多漏斗状的场旋涡，称为
chakra，即密宗所谓的"丹轮"或道家所称的"穴道"（见图2-2）。

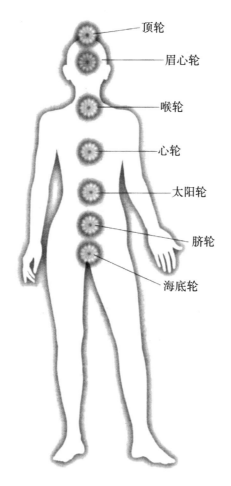

顶轮

眉心轮

喉轮

心轮

太阳轮

脐轮

海底轮

图2-2 人身的七个主要丹轮

环绕人体的灵气，看起来像一个由组织复杂的发光雾气构成
的卵状团块，科学家称之为金蛋（the auric egg），僧人罗桑伦巴
在他的书中也提到这个人体的环形气场，中国道家则称这个环形

气场为"金光护体"，它有保护人身、让邪魔不敢靠近的作用。此外，科学家也发现，人体的气看起来是通过丹轮的旋涡进出的，人体发生病变或功能失调时，相应部位的丹轮将出现异常和紊乱，能量也会减弱。人体前后的丹轮大致是成对的，跟中国的阴阳学说符合，这些丹轮还会受情绪和心理状况影响，而发生色彩及强度的变化。

为什么丹轮会呈旋涡状呢？因为它一直在旋转，天地的能量都是不断地呈圆形运转的，人体的穴道唯有圆形运转时才能与天地的能量相应，才能吸收、储存能量。一个装满水的洗碗槽放水时，水会以顺时针方向旋转出现旋涡，其产生的吸力就会将水向下排出。气与水的运作原理相同，顺时针旋转是吸，逆时针旋转即是排。练习气功时，我们可以用意念将气以顺时针旋转进入身体，也能以逆时针旋转将气排出身体。我们的身体在胎儿、婴儿时期，身上的许多穴道仍不断地在旋转吸气，我们的头发呈旋涡状，手指头、脚指头都有圆形指纹，都是由于这些部位不断旋转进气所造成的现象。

以上是科学家用仪器测得人体气的分布状况的概括描述。但是，要了解气的运化机制，还是要从了解气功的基本原理着手。分析气功的原理，首先要把练习气功时必备的几个元件解释清楚，在说明的过程中才不致产生语义上的隔阂。

练习气功呼吸吐纳的三元件最初都是由"呼吸吐纳"开始的，也就是先将气吸入丹田，这个初步功法一共包含了三个元件：一是修炼的材料——气，二是修炼的部位——丹田，三是修炼的动作——呼吸，若把这三个元件换以工业的眼光来看，气是原料，丹田是工厂，呼吸是进料过程。这三个元件看似简单，但能了解其真正含义的人并不多，以下我们就来谈谈中国修道家对气的看法，并针对呼吸吐纳的三个元件加以分析。

先谈第一个元件"气"。《素问·宝命全形论》中记载："天地合气，命之曰人。"指出人是由天地阴阳之气结合而成的，阴阳之气是造人的基本质素。战国时代的名医扁鹊在他分析医理的专著《难经》中说："气者，人之根本也，根绝则茎叶枯矣。"人靠气活着，气对人而言，就像树的根一样，根败了，生命跟着枯萎。庄子也说过这个道理："人之生，气之聚也，聚则为生，散则为死。"同样指出人的生死，是源于气的聚散作用，这些说法与现代科学"物质是由粒子组成"的理论不谋而合。

气是人与宇宙共通的质素，东晋的葛洪精通修炼养生之术，他在《抱朴子·至理篇》中说："夫人在气中，气在人中，自天地至于万物，无不须以气以生者也。"被历朝称为神书的《太平经》也说："元气乃包裹天地八方，莫不受气而生。"这两本书的内容都明确指出，万物之生存，皆是气的作用，所以人在气里面，气在人里面。一个人如果能修到天人相应的境界，就能与天地的气成为一体，与宇宙同春。

现代量子物理学家也发现，世界上没有所谓的"无机物"，因为任何物质都是由一群运动不休的粒子组成，这些能量粒子即为中国古修道家所称的气，所以老子说"有物混成，先天地生"，老子知道，在形成物质之前，宇宙间即充满了"有物"，《内经》

则称为"太素"。卡普拉在《现代物理学与东方神秘主义》一书中说："在中国的哲学中，道的术语隐含着虚而无形、能生万物的场的观念，而气的概念即明确地表达了场的思想。"几千年前道家发现的道理，与现代物理学研究的内容不谋而合，确实是人类思想史上的一大奇迹。

中医的医理，认为气在人体有推动、温煦、防御、固摄、气化等作用，宋代的寇宗奭在《本草衍义》中说："夫人之生以气血为本，人之病未有不先伤其气血者。"中医认为"百病皆因气逆"，是气血先出了问题，疾病才会跟着来，所以《灵枢·脉度》说："气不得无行也，如水之流。"气跟水一样，一定要流动，否则就会污浊腐败。古代的日本人也认为疾病是因为气出了毛病，所以把生病称为"病气"。

几千年前，《黄帝内经》一书即对气的生成、运行、生理病理功能做了深入的剖析，说明人体的生理现象、病理变化，均与气有密切的关系。我们的心脏的功率仅 1.7 瓦，远比日光灯的 20 瓦小得多，但是心脏为什么能够将血液输送全身呢？那是因为"血行脉中，气行脉外"，由于血管外壁行气，心电跳动时，血管外壁的气与心电谐波共振，因而产生足够的压力输送血液，易言之，气有推动血液流动的功能，因此中医看病都是气血合诊。

气除了跟人体生理有关之外，进一步更能提升我们的意识、智慧。道家经典《黄庭内景经》说："仙人道士非有神，积精累气以为真。"修道炼气的用意，就是直接吸收天地间的能量加以积蓄、储藏，并经过修炼让它产生变化，以增益优化我们的形体和精神，很多道士都是经由这个过程成就的。

在中国的道书里面，"气"的种类非常多：后天气、先天气、阳气、阴气、正气、真气、元气、宗气、精气、营卫之气等等，令人眼花缭乱，很难分辨它们之间究竟有什么不同。练功的初级功法"呼吸吐纳"，是把体外的空气吸到体内来，所以空气是修炼气功的最基础材料，我们要探讨气功，从空气这个基础材料着手追索应该最实际、最容易掌握。

有些学科学的人常嘲笑炼气的人，原因是纯就生理而言，呼吸时空气只进到肺部，并无管道通往丹田，所以他们认为练功时"气到丹田"根本是胡说八道；也有人认为气无形无质，要把气存在人身这个皮囊里而不让它跑掉，是不可能的事；还有人练功直接从静坐入手，虽然坐久得气，但在进入气功态时发现，一动心气就消失不见，因此断定气不是用"练"的，认为气是不能用意志控制的。这些观点，都是以一般常识来推断气功的原理，以致产生许多误解。

气的基本元素

大部分人的观念都认为气功的"气"只有一种，其实气依频谱的不同分为许多等级。我们这里要谈的，是练习呼吸吐纳时，由鼻子从外界吸进丹田的气，这是炼气的最原始材料。

道家通常把气粗分为"先天气""后天气"两大类，清代黄元吉曾于道光、咸丰年间在四川传授养生术，门人将其讲稿整理成《乐育堂语录》一书，剖析炼气原理深入浅出，颇值得参考，他对后天气的解释为："何谓后天气？即人口鼻呼吸有形之气。"所谓的"有形之气"就是一般人练呼吸吐纳时吸进身体的空气，在中国道家的修炼过程中，借着呼吸将气吸进身体的动作称为"服气"。空气的成分，可利用科学方式观察的有氢、氧、氮、二氧化碳等，以及水蒸气、微生物、尘埃，还有号称空气维他命的"空气离子"等；这些有形有质的气体被吸进身体之后仅停留在肺部，并没有管道进入丹田，那么，进入丹田的到底是什么东西呢？

现在，我们就来分析丹田里的气包括哪些成分。我认为，炼气的初期，丹田里至少应该有下列三种成分的气：

（1）除了吞咽食物时混入的一些空气之外，食物进入大小肠之后开始腐化，其营养为我们身体所吸收，但腐化的过程会产生一些废气，古人称之为"五谷腥腐"，现代医学家认为这是人体自体中毒的最主要来源。

（2）动植物本来是有生命的，生物都有生物能，它也是另一形式的气。我们消化动植物，同时也吸收了它们的生物能。

（3）练习呼吸吐纳吸气时，由外界进入丹田的某种成分的"气"。

这三种气，前面两种很容易明白，应无争议，但第三种就很值得我们研究了。《乐育堂语录》把后天气也称作"凡气"，亦即凡人呼吸之气，但是，凡气的成分究竟是什么呢？

呼吸吐纳时吸到丹田的"气"为一种含有火气及动能的粒

子，古修道家称之为"元阳"。元阳以及本书即将提到的诸多气的种类，都是尚未合成物质之前的宇宙原始能量，在本书里还无法就其成分在物理、化学特性上加以分析，不过，我们应该抱持一个观念：科学尚未发现的东西，不一定不存在，有很多元素也是随着时代的进步逐渐发现的。因此书中仅能提出它的发生过程和现象，至于详细的科学数据，只好留待科学家进一步研究。

元阳是一种能量，因此，人身虽没有管道直通丹田，但是我们可以用心将这种能量穿透身体带入丹田。至于心为什么能将元阳带往丹田，我们留待下一章说明。

因为修道家避谈初级功法，所以"元阳"这个炼气的初级材料甚少在道书中出现，在有限的资料中，我们看到《乐育堂语录》一书中说："学者下手之初，必要先将此心放得活活泼泼……始能内伏一身之铅汞，外盗天地之元阳。"这句话即说明了炼气之初必须用心意去降伏体内的气，并且盗取天地间的"元阳"；此外，内丹学宝典《性命圭旨》也说："炼精者，炼元精，抽坎中之元阳也。"这里所说的"坎"是指丹田部位，炼精是取用丹田中所储存的"元阳"为材料。经由呼吸吐纳吸进来的是后天气，根据以上两位前辈话中的含义得知，我们吸到丹田的后天气的成分即是元阳，这就是炼精的材料。

至于"元阳"的成分究竟是什么呢？阳主动、主火，根据它的物质特性判断就比较容易明白：装一碗水放在通风的地方，它会慢慢蒸发干涸；将洗过的衣服，晾在通风的地方比较容易干；吃橘子时把剥下的橘皮放在室外吹风，不几天就成了陈皮，这是什么道理？道家认为这是因为空气中含有火气的缘故。

元朝的修道家俞琰说："若无药而行火候，则虚阳上攻，适是自焚其身也。"意指炼气初期，如果没有调和阴阳的比例，吸了太多的元阳到丹田，没有与元阴取得平衡，就会成为虚阳，火气就会上升，等于引火烧身。清代伍柳派之一的柳华阳在《金仙论证》也说："升提太重则为邪火。"说明漫无止境地吸气入丹田，将会变成一股难以控制的"邪火"，所以炼气不得当，也会带来麻烦。经由这些修道前辈的描述，我们对吸入丹田的后天气——元阳——的性质应有初步的认识。

在"气功留言板"里面，网友最常问的问题是：为什么练呼吸吐纳一段时间之后，嘴巴破了、脸上痘痘猛冒、口干口臭、全身燥热难耐？

炼气的人有个共同的经验，就是长期将气带入丹田，丹田就会发热。丹田发热的初期，只觉得全身比较暖和，非常舒服；但练功日久，或练得太勤，慢慢就会感觉身体开始"上火"，这就是元阳累积太多产生的现象。所谓上火，就是火气浮动上升，空气加热会膨胀，气的性质本就轻而上浮，何况是火气？举例而言，热气球重达数百公斤，就是利用热气将它推上天空的。练习扎马步的人，马步站久了腿部常有似火在烧的感觉，即是大量元阳贯注腿部的现象。

丹田中的元阳累积到一个程度之后，会形成一个火气团，开始不受控制，会离开丹田而上升，在身体中到处乱蹿，有人练功被气团缠身就是这个原因。所以古人说"养气如养虎"，养虎足以为患，元阳跟老虎一样，小老虎很可爱，养大反而会伤人。瑜伽史料记载，自古以来被气所伤的瑜伽者不乏其人。北宋张伯端著的《悟真篇》，后世将之与《周易参同契》并称道家两大经典，他在书中也说："受气之初容易得，抽添运火却防危。"这是教人在吸入后天气的时候，要懂得"抽添"谨慎调节火候，以免发生危险。

一般人如果自学炼气，普遍会碰到上火的问题，20世纪50年代中国道教协会秘书长陈撄宁即发表《为止火问题答复诸道友》来讨论这个问题，教我们如何控制火候。因此之故，我们练习呼吸吐纳，除非练武，否则不能漫无止境地吸气，而且形成火气团之后还要想办法让它留在丹田、稳在丹田不浮散，然后炼之化之，将它变成安全稳定的成分。

古时候的修道家，有些人强调"先天气"可用，"后天气"不可用，皆因后天气难以控制，要锻炼后天气让它乖乖听话颇费功夫，而且相当辛苦。但也有少部分丹家主张不可缺少后天气，认为后天气不但可用，而且还是必用的，如《难经》即明示后天气入丹田之后，成为十二经脉、五脏六腑之本源，缺少了后天气，经脉、五脏就缺少灌溉；《太清调气经》专论调气功法，书中也介绍了许多"服气"治病之法，所以治病也少不了后天气。

明代伍冲虚在《天仙正理直论》一书中，对于先天气、后天气二者之间的关系有颇为详细的解析，他认为炼气求长生，无非一个"炁"字，而炼炁必须先天气、后天气并用，不用后天气则无法烹炼，所以要"用后天之真呼吸，寻得真人呼吸处"。所谓的真呼吸，是要将呼吸之气转化，与凡夫口鼻之呼吸不同。

金代道教全真派创始人王重阳的女弟子孙不二在《孙不二女功内丹次第诗注》中也说："当采取先天气时，须借后天气以为枢纽。"其言论即在说明炼气必须以后天气作为根本，才能接通先天气，而且后天气也是运行经脉、治病强身的必备之气，是用来维持生命的气。其他如明代阳道生、清代黄元吉也都主张先天气来自后天气，对此也都各有论述。总之，我们练习气功的第一步，是利用呼吸吐纳将气吸入丹田，这时进入丹田的气，其成分即是带有火气、动能的元阳。

师父曾交代我们，在打雷时不要练功，因为会吸引雷电，有遭受雷击的可能。在雷雨交加的天气，即使不练功，也会觉得气感特别强，可见练功初期身体所采的气好像高压电，与雷电的成分极为相似。

科学家眼中的气

以上是以中国道家的观点分析丹田中气的基本元素，在西方科学家眼中，气的内容到底为何？现在我们将数十年来科学家所做的研究结果简要罗列出来，以资比较验证。经过全世界许许多多学术单位的研究，科学家们以各式各样的仪器加以检测，在物理、生理、数学上发现不少有关气的基本分析。截至目前，科学家的研究成果综合起来大约可以分为下列几项：

第二章 气的原理

■ **物理效应方面：**

（1）红外辐射效应：上海原子核研究所曾做过一个实验，发现气功师所发的气含有一种"受低频涨落调制的红外辐射"，但其能量功率只有十分之几微瓦，远不及理疗用红外辐射几十瓦到几百瓦的能量功率，气功师发功的能量虽低，治病效果却远超过理疗仪器。

（2）低频磁场效应：北京工业学院测出气功师的发功部位有1.25~4高斯的磁场强度，而且气功师在发出磁场信息时，常伴随一些特异现象，例如头部可经得起钢条猛击，针刺不痛、不出血，亦即能使本身及他人麻醉。

（3）次声效应：次声波（infrasonic wave）是低于16赫兹、人耳听不到的声波，可传千里之远。中国徐州医科大学测出气功师的穴位能发出频率在9~10赫兹的次声波。

（4）静电效应：一般生物组织不显示电特性，但实验测出气功师的穴位有静电效应。

（5）液晶效应：人体细胞膜具有液晶结构。清华大学在1983年做过实验，气功师对着液晶发功时，可以改变液晶的双折射发生不同的变化，改变液晶中的分子排列，据此推衍，气功有可能影响细胞内外物质和能量的运输过程。

■ **生理效应方面：**

（1）脑波：气功能使脑部 α 波有序化增强，令大脑功能处于全脑共振的状态，使人可能可以主动控制内部器官。

（2）新陈代谢：根据美国哈佛大学的测试，练气功时耗氧率下降16%，二氧化碳排出量降低14.6%，心跳率每分钟平均减少五次，心血输出量降低25%，乳酸浓度下降26%，测试结果显示练习气功能减缓新陈代谢，降低人体能量之消耗。

（3）皮肤电：练功者皮肤电阻值远高于一般人，显示练功者自律神经稳定性较高。

（4）体温：上海第六人民医院测试，练功者可使体温上升，也可使体温下降。

（5）血液循环：在练功状态下，心率每分钟减少约五次，但意守部位血流量明显增加，气功师可以使身体各部分的血流量发生重新分配；另外的测试得知，练功也能使胆汁、肾上腺素的分泌量增加。

（6）生化参数：练功可以改变血液的酸碱值、降低血浆皮激素浓度，能够延缓老化，增强免疫力。

（7）人体能量：德国物理学家舒曼（W. O. Schumann）认为地表与天空电层之间的球形苍穹之处，相当于电学上所谓的空穴谐振器，其谐振频率约在8～10赫兹之间，称为"舒曼波"，气功师发功时脑波维持在10赫兹以下，能与之发生谐振，有人认为舒曼波就是"先天气"。日本东京大学笠松章与平井富雄两位博士也做了一项实验，发现禅定中的僧人，10赫兹左右的α波会频繁出现，超觉静坐法（Transcendental Meditation, TM）则将之称为除了"清醒意识、做梦意识、睡眠意识"等三种意识之外的

"第四意识"。

■ 医疗效应方面：

（1）癌症：北京的一个疗养院教授病人练气功治疗癌症，有效率高达89%，根据许多研究单位的实验，证实气功可以抑制、破坏癌细胞的生长，台湾荣民总医院也做过同类的实验，证实气功师所发的气可以破坏癌细胞。

（2）免疫：经实验证实，气功可使细菌的菌体肿胀、破裂及溶解，抑制细菌的生长。因此，经常进入气功态可将免疫力发挥到极致。

（3）慢性病：各医院采用气功疗法，证实气功对治疗高血压、血栓闭塞性血管炎、胃溃疡、瘫痪等慢性病有显著效果，这方面的实验报告多得不可胜数。

气功除了人体实验之外，也有利用仪器发出的气来治病的，称为磁波治疗法。波长越短的磁波对细胞的破坏越强，如X光、r射线（治癌用），一般磁波波长约在3000到6000米之间，但日本藤山常一发明的磁波放射器波长可达6000千米，在这些磁波照射之下，可增加全身细胞活力，增强血球生命力，促进荷尔蒙分泌，并可调节神经机能。

由上述的说明得知，长久以来科学界的气功研究报告已堆积如山，气功在物理、生理、医学上的一些效应，几乎已完成了全面性的检测及实验，尤其在气功治病的范畴更投入了大量的人力物力，其效果也获得大多数人的肯定。

　　近代科学研究气功的历史将近一百年了，现在我们应该让气功走出实验室，勇敢地步入实践的阶段，科学家和医学家的研究方向应由"气功是什么"改为"如何练气功"。我认为，目前人类最需要的书有两本：一本是《初阶气功原理》，另一本是《初阶气功功法》。所谓初阶气功，指的是气功前半段的功法，其功法内容都关乎增进健康、延长寿命，这是人类亟待解决的问题；至于高阶气功，指的是气功后半段的功法，其功法内容属于修神修性，气功修好了前半段，后半段自然水到渠成。

丹田的正确位置

　　谈完了炼气的原料之后，我们再来谈第二个元件——丹田这个工厂。每个人都知道练气功要"气到丹田"，但是丹田的正确位置在哪里？丹田的功能为何？气入丹田之后要怎么练？这些都是练气功必先明白的知识。

　　《难经·六十六难》云："丹田者，人之根本也。"又说："脐下动气者，人之生命也。"脐下就是指丹田，丹田是生命的大本营，是气的工厂和仓库，是人体全身"气"的营运供应中心，是人类赖以生存、维持健康的最重要部位。人身有两大循环系统：一是血，一是气。对于血来说，心脏可以称为血海，所有大血管的源头都在心脏，由此将血液送往全身；就气而言，丹田所处的位置又称为气海，所有的经脉直接或间接都与丹田有关，气由丹田送往全身，换句话说，心脏是血的泵，丹田则是气的泵。

呼吸吐纳时吸气到丹田，虽是练习气功的基础功法，但是，人只要活着的一天，身体就不能缺少气的供应。不论功夫练到什么境界，照样还是要练丹田，丹田气的补充与储存是一辈子不能停止的，否则人体便无法运作。如果老师父光炼神炁，不练丹田精气，照样会生病，而且也不能活得很长寿。

但是，丹田的位置自古以来就有很多争议，有人说在脐下一寸三分，有人说在脐内一寸三分，还有人说在心窝太阳神经丛，众说纷纭，莫衷一是。到底丹田的正确位置在哪里呢？首先依语义来看，不论是脐下一寸三分或是脐内一寸三分，它指的是一个点，而不是指一整片。我们意守丹田时，守的是距离肚脐下一寸三分的那个点，这跟武术家所练的"丹田气"不一样，武术家在丹田练成精炁合一的混元气，混元气是一种"游动的磁场团块"，它已经不是一点，而是一片。在心息相依的作用下，它与体外的能量随时保持联系，而且可以任意指挥，这才是真正的"丹田气"。因此，静坐只是意守关元，练丹田气才是真正的意守丹田。道家守窍必须静心，但是武术家守丹田气只要分点心就能掌控，所以行住坐卧都可以练，甚至在动武、运动之间都可随时补充丹田中的能量。

要谈丹田，首先要把"丹"和"田"分开来解释比较容易明白。以中文文义而言，"丹"字引申为"丸状之物"，"田"字引申为"块状之物"，稻田、麦田意指田中有稻、麦，丹田则意指田中有丹。宇宙万物皆可用几何图形来说明，万物起源于八卦的变化，八卦就是万物构造的几何图形。人为天地所生，那么，人在天地间的定位在哪里？若以坐标图来看，我们从天上拉一条直线穿过我们头顶进入地里，这是纵坐标；再拉一条横线从我们身体中间穿过，因为肚脐是人身横切面的中点，故以这条线作为横坐标，纵坐标、横坐标必定在肚脐里面的一点交会，而这一点即人在天地间的定位。

古代朝鲜医学家许浚在其医学巨著《东医宝鉴》中指出："脐者，齐也，言其上下齐，身之半，正谓之脐中也。"人身纵坐标与横坐标的交会点正好在我们肚脐里面（不是下面）的一寸三分之处，也就是在人身坐标等于零的地方。以科学的角度而言，坐标为零表示不会消耗能量，就像是一个黑洞，可以无限吸收、储存能量，内聚成为一个能量中心，因此道家所称的"丹"就是指这个地方，老子讲的"不如守中"，守的也是这个地方。（图2-3）

我们在十字坐标的四周各一寸三分之处再用个方形把它框住，它就成为一个"田"字了，这个田字的上半部叫上丹田，下半部叫下丹田，也叫上气海及下气海。但是丹田是立体的，纵剖面是田，横剖面也是田，而中脉刚好通过田的中心点，上通灵台接天，下通阴窍接地。以横剖面来说，十字与口字接触的四个点，分别为任脉、督脉、左脉、右脉通过的地方。我们练功常说的气沉丹田，其实是气沉下丹田；至于肚脐往下一寸三分的那一点叫作"关元穴"，一般人所说的"意守丹田"，其实守的是关元穴，因为守窍都是守点，不是守整片，桓谭所著的《仙赋》一书

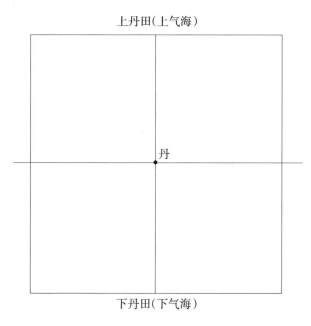

上丹田(上气海)

丹

下丹田(下气海)

图2-3 丹田结构图

就谈到"积气关元"的理论。

　　此外，《道枢·太清养生下篇》一书说："身有丹田者三，脑者，上丹田也；心者，中丹田也；气海者，下丹田也。"大部分的修道家也采取这种说法，这三个丹田区所练的功夫层次各自不同，不过，本书所说的丹田，指的都是下丹田、气海、关元。

　　要认定一个修道家命功修得如何，最主要就是看他的丹田气练得好不好，从外观来看，有两个简单的方式可资判别：（1）视其皮肤有没有光泽，如果皮肤灰暗无光、没有弹性，就显示气的供应不足。（2）是否身轻如燕，如果身体笨重不灵活，同样是因为气不够充足。此外，"气为血之帅，血为气之母"，气行则血行，气与血是相互依存、相互作用的。丹田气练得好，气血能在丹田里交融，血就会变得洁净、活泼，表现在外表的就是皮肤光滑、红润，很少杂色斑点，修道家得以"童颜鹤发"，即因气血通畅使得形体长保年轻。

古人说："气血瘀阻，病由之生，气血通则病自愈。"气、血是健康的两大要件，人会生病都是气血出了问题，现代医学如果仅在血的方面下功夫，而忽略了气的诊断，对健康的掌握等于缺少了一半的条件。

丹田为"诸经之会"，十二正经脉和奇经八脉均直接或间接会合于此。在人身的经脉里面，十二经脉管理人身磁场，而奇经八脉则接通天地能量，奇经八脉有调节、支应十二经脉的作用，十二经脉像河流，奇经八脉像湖海。奇经八脉的运作中心在丹田，十二经脉与丹田的关系则是间接的。奇经八脉又分通经八脉及通气八脉，经脉和气脉是不同的，各自走的路线不一样，功能也不一样。

丹田是气的泵，气聚丹田，气随时可以供输全身，为脏腑经络、四肢百骸所用。除了建立丹田气之外，同等重要的另一项工作是打通经脉，经脉即是行气的通道，就像我们要开发一个城市，首要之务就是要建设四通八达的交通网络一样，必须有宽广的道路输送物资、运走垃圾。古书记载，人体有八脉十二经及三万六千细络，运输网络相当复杂。

科学家发现，腹压够，内脏就很少发炎，这就是因为丹田里的清气通过经脉流经内脏，能把内脏的热气、浊气清除出来，达到排浊纳清的效果，这是长寿和健康的关键。除了丹田之外，布满人身各处的穴道也是练功的重要据点，穴道是人体气血、能量的汇流处，也是人体与外界能量沟通的出入口，成人的穴道大都已经退化，必须练之守之才能使其活化。但是，打开一个穴道等于在身上开了一家店面，细心经营固可吸能赚钱，疏于照顾也会流失一些成本，而且，穴道过久不练又会封闭失效。

呼吸吐纳的要领

经由上述说明，我们明白了气为原料、丹田为工厂的原理，接下来就要谈第三元件呼吸吐纳——如何将原料送进工厂。

不论是学太极拳、瑜伽或静坐，师父都会教你呼吸吐纳，那么，你练的呼吸吐纳方法到底正不正确？吐纳是有要领的，吐纳并不等于我们平常的呼吸，吐纳即"吐故纳新"，不但要吐出浊气，还要纳进清气。

目前的气功界，练习呼吸吐纳的方式五花八门，有自然呼吸法、胸式呼吸法、腹式呼吸法等等，腹式呼吸还分吸气凸腹的顺呼吸，以及吸气凹腹的逆呼吸。练习呼吸吐纳的主要用意在于"气到丹田"，吸气时因为能量进入丹田，小腹自然就会凸出，这才是正确的呼吸吐纳方法。采用胸式呼吸时气并没有进入丹田，而逆呼吸法初练时会感觉比较快、比较强，这是丹田前后阴阳穴道电能相接所产生的效应，算是一种走捷径的功法，但未能达到"气壮丹田"的目的，无法建构强固的丹田气。因此，炼气最好还是要遵循正统功法。

练习呼吸吐纳时，一般的师父都会教我们"眼观鼻、鼻观心、心观丹田"，因为要把空气中的元阳带入丹田，练功初期不容易找到行气的路径，所以我们在任脉上先设点，眼观鼻、鼻观心、心观丹田，这眼、鼻、心、丹田就是点，因为"观"要用心，经常用心依照顺序去观这四个点，久而久之便在任脉上穿成一条线，变成"气"习惯通行的一条道路。科学家也发现，长期练习呼吸吐纳的人，在身体前面中线处会形成一条"兴奋带"，它会形成一条由上而下通往丹田的"气路"，这个兴奋带的电位明显高于其他部位的皮肤，其原因是这条通路上经常有气通过，附近的细胞不断充电的缘故。而且，由于我们重复使用同一种神经回路，其中的细胞就会建立更多、更强的联系。

换句话说，炼气初期，气并不认得通往丹田的道路，因此要以心带着气往下走。炼气初期，心不能走太快，以免气跟不上，等到气熟悉路径之后，速度就可以逐渐加快，一直练到"心息相依"的程度之后，以平常的速度呼吸，不必再经由心的带领，气都会循着路径直接进入丹田。笛卡儿说："我思故我在。"心是生命存在的焦点，心是后天识神，后天管后天，所以心能够主宰后天气。以道家的观点，心为阴神，阴能吸阳，因此心可以引进后天气之中的元阳进入人体。

"达摩西来一字无，全凭心意练功夫"，有一个很重要的观念要特别说明，这里的"心"不是指"循环血液的脏器"，而是指一个"可以任意游动的能量团"。我们可以将我们的心停在身体的任何一处，甚至可以将心停在体外，龙门派就有一个功法须将心守在身前两三尺之处；中国人形容一个人心系所爱，有句俗话说"心跟人家跑了"，所以显得魂不守舍。

心属火，凡是心专注之处，都是火力所到之处。我们可以做个实验：你收束心神，专注手掌心，过不了一会儿，手掌心就会发红、发热、发麻甚至跳跃，这就是心到火到的缘故，炼气初期的基本原理，即在用心驱动、役使能量。

心火还分文火、武火两种，《金仙证论》说："微缓谓之文火，紧重谓之武火。"武火的火力强，文火的火力弱，用武火聚气称为"武练"，用文火温养称为"文烹"。《乐育堂语录》说："火候文武，只有意无意之分焉耳。"用心专守则火气很强；若有若无的意守火气则较温和，炼气必须依照需要调整火候，"用意太紧则火燥，用意太缓则火寒"，不能有丝毫差错。基本上，炼气化精时用心，用心即武火；炼精化炁时用意，用意即文火。认真分析起来，用心才有火，用意根本没有火，用意时操作的是磁电能量，易言之，武火为火，文火非火，只是在守窍时，在调息当中有时候还会吸取些许火气进入身体。

心和脑，谁在当家做主

每个人都曾有过这样的经验：一个老朋友迎面走过，我们却没有认出他；一个人跟我们面对面讲话，我们却"没有听到"。

这种"视而不见""听而不闻"的情形，古人称之为"心不在焉"。换句话说，当一个人的心专注在别的事情时，就会对面前的影像及声音视若无睹、听若罔闻，所以要用心看、用心听，我们的眼睛、耳朵才会起作用，这就表示我们的五官是由心掌控的。我们的思想也一样，哀莫大于心死，一个人伤心到极点时，你说什么他都没反应。

现代科学家发现人类的脑子表面长满了亿万个突触，这些突触就是思想的档案，但是它必须经过某种方式的启动，才会开始思想的运作，就像一部电脑，必须我们键入指令才会执行一样。1963年诺贝尔医学奖得主大脑专家埃克尔斯（John Eccles），致力于研究中央神经系统突触神经的传输现象，他指出：大脑中有一部分基因主宰思维，构成基因的密码却由一股无形的力量指示运作。在两千多年前，亚里士多德就曾提出过一个问题："心灵如何与身体接触？"他在找寻的即是意识如何控制身体的答案；1972年诺贝尔医学奖得主艾德曼（Gerald M. Edelman）在《先有心灵，还是先有物质？》一书中也提出一个疑问："脑部思想的启动到底是谁在当家做主？"科学家一直在寻找这只"启动思想的小手"，但目前尚无答案。

五千多年来，中国虽然偶尔会有"主脑说"的理论出现，但大多数人还是主张"心为思之官"，这一点管仲说得最明白，他说："心也者，智之舍也。"心是出智慧、想主意的器官，中国人惯常说"用心想"，很少说"用脑想"，原因是心不在的时候，脑子便是一片空白。我认为，这就是科学家急于寻找的答案：心动了，头脑才开始想。换句话说，头脑是一个电脑资料库，而心就是"操作人脑的那只小手"。天眼已经开启的人，可以看到人在思考时，有一条能量线将心和脑连在一起，同时，思想能够左右脑波的变化，一个人动了不同的情绪，在头顶上可以看到不同的能量色彩。

关于心到火到的原理，科学家也用仪器测知，心念达到的部位就会产生电流。一个人用脑过度，常会感到头痛，长此以往甚至会变成神经衰弱，就是因为心火长时间停留在脑部，造成头脑思考过度的缘故。换句话说，我们思考时，有一条无形的电线把心和头脑连接在一起，白天操心太多，晚上就可能失眠，也是因为这条心脑电线没有拔掉，等于头脑没有关机。

练习呼吸吐纳，目的在于用心将空气中的元阳带入丹田，为我们身体所用。如果我们把任脉比喻为铁轨，心就是驶在铁轨上的火车，气就是火车上所载的货物，而丹轮就是铁道沿线的大车站。所以我们吸气时，气一吸进鼻腔，我们的心就要带领着气顺着任脉缓缓前进，一直带到丹田为止；心一离开，气就散于无形。因此，炼气的心法是："息至心不守不开窍，心守息不至不开窍；心息双至才开窍，心息双至但任其出入也不开窍。"意思是说心和气不能分开，因为气是开窍的能量，但必须由心指定目标去守窍，才能将窍打开，而且不能"任其出入"，意指守窍要专心、恒久。呼吸吐纳必须经过长期的练习，以求达到心息相依的地步。积气生精，丹田守久了，经过透射的作用开窍通气，然后可以逐渐布达五脏六腑、四肢百骸，就像在密室里点一炷香一样，如果香火不绝，久而久之，香气笼罩满室。

道家认为经常动心对健康不利，因为动心就是在用火，《性命法诀明指》说："心在五行属火，遇土而焦，遇水而耗，遇金而化，遇木而灾，处处皆蒙其害。"喜、怒、悲、忧、惊等情绪都与五脏有关，依据五脏所属的五行，心动到哪里，火就烧到哪里，因而伤害五脏，所以，心还是保持清净一些比较好。

劳力会累，同样，"劳心"也会累，听讲、看书、想事情都是在劳心，初期练功、守窍也是在劳心，大部分人练呼吸吐纳之后会感觉很疲倦，这是正常的现象，不必担心。而且练习气功有高潮和低潮，有时觉得气很强，有时候察觉不到气的存在，就像涨潮和退潮一样；在练功的过程中，气的消长会有周期性的潮汐波动，这也是正常的现象。

道家炼气公式的探讨

经过以上的说明，我们明白了炼气的三个基本元件——材料、部位、呼吸的要领之后，就可以开始练功了，但是练功的正确步骤到底为何呢？

《正统道藏》是中国道书的总汇集，是历经唐、宋、金、明四代帝王组织编纂起来的，可谓卷帙浩繁，工程巨大。但在这5482卷的道书里面，似乎没有任何修道家对"炼精化气，炼气化神，炼神还虚"这个道家炼气公式提出异议，顶多有人主张从前半段修起，有人主张从后半段修起罢了。

既然修道家都认同这个公式，那么，现代人在练习气功时，是否都依照公式的步骤进行呢？未必，为什么？现在我们就先来检验这个公式：一般练气功都是从呼吸吐纳着手，也就是做吸气、吐气的动作，那么，练"气"应该是功法的第一步，但是这个公式第一个步骤就是"炼精化气"，不免令人感到非常纳闷——"精"是什么？"炼精"该怎么个练法？一开始就令人如堕五里雾中，有些人读了很多道书，还是无法明白这个问题。中国的道书有一个通病，就是故意不提入门功法，不知道是不是害怕大家都来修道，士农工商就要开天窗了。

其实，现代人所练的气功，包括导引、瑜伽、静坐在内，所用的呼吸吐纳方法，都还不包括在"炼精化气，炼气化神，炼神还虚"这个公式的范围之内，因为我们连"精"这个材料都还没有得到，如何一开始就炼精？

要分析道家的炼气公式，必须先认识"精"是什么，必先弄清楚基本材料的性质，才有办法了解其炼化机制。《素问·金匮真言论篇》说："夫精者，身之本也。"《内经》指出精是构成身体的基本元素，我们身体状况好的时候说是"精力充沛"，身体状况差的时候说是"精疲力竭"，表示"精"可增可减，是一种可补充也会消耗的元素，"精力"成为一个常用的词，表示精足才有力，力是由精供应的。

我们平常吃的动植物，除了含有一般的营养物质如蛋白质、脂肪、维生素、矿物质之外，我们也会吸收存在动植物之中的一些能量，这叫作"食补"；当我们生病、身体虚弱时，常选择用特定的药材来补充我们的元气和体力，这些药材含有的能量比一般食物强，能给我们的身体较大的帮助，这叫作"药补"。动植物以及药材的能量，应该就是我们所说的"生物能"，人体本身也有生物能，人体的生物能减耗时，可以依靠吸收动植物、药材的生物能来增强，恢复我们的体力和精神。依此判断，"精"的成分应该最接近生物能，也就是《内经》所谓的营卫之气。

《素问·经脉别论》说："食入于胃……淫精于脉；饮入于胃，游溢精气。"我们将食物吃进消化系统之后，动植物的精气（亦即生物能）可以进入我们的经脉中游动，能补养我们的脏腑和经络。由于生物能会流失，所以食物越新鲜越好，经过长途运送或过度烹调的食品，能量已所剩无几，现代流行的生机饮食其作用即在避免食物能量的耗减。

此外，人在年轻时，吸收食物精气的功能较强，随着年纪增长，细胞逐渐老化，吸收功能越来越差。《悟真篇》说："竹破须将竹补。"补益精气的最好的材料，不是食补也不是药补，而是经由我们自身炼化出来的精气，因为这是纯粹同类之物，补起来效果最好，因此经常锻炼精气补充精气，才能维持年轻健康。

如果精是生物能，那么，"炼精化气"中的"气"到底又是什么呢？如果我们把气定义为空气的"气"，炼精之后"精"会产生变化，那么，再怎么变也不可能又变回我们最初吸进来的"气"吧？比方说，麦子是原材料，加工之后会变成面粉，将面粉加工之后会做成面包，但是面粉、面包加工后绝不会再变回原来的麦子。同样的道理，炼气由呼吸后天气开始，"气"就等于麦子，是我们采自体外的原材料，炼"精"之后它又变回原来空气中的气，焉有此理？因此，炼精化气的"气"，在用字上有疑义。

既然呼吸吐纳是将体外的空气吸进丹田，因此练功的第一个步骤应该是"炼气"才对，正确的炼气步骤应该是：吸气到丹田之后，先把它炼成"精"，精足之后，再把它炼成先天气，然后进一步将先天气练成神，神最后与天相应而返回宇宙本体，也叫作还虚。修炼的整个过程，其材料成分的变化是后天气→精→先天气→神。唐代崔希范《入药镜》云："先天炁，后天气，得之者，常似醉。"先天气应该写作"炁"，后天气才写作"气"，也唯有如此才能辨别后天气与先天气的不同。

"炁"这个字在古代与"气"通用，而且同音，也许自古以来有许多人都把它混淆了。因此，正确的道家炼气公式应该是"炼气化精，炼精化炁，炼炁化神，炼神还虚"。《性命圭旨》明确地写着"炼精化炁"，龙门派代代相传的心法文字也都写着"炼精化炁，炼炁化神"。以往在道书上看到的都是从"炼精化炁"开始，我进入梅花门练功之后，才知道前面还有一句"炼气化精"。此外，一般的偈都有四句，原先道家公式为"炼精化炁，炼炁化神，炼神还虚"，惯常在"炼神还虚"后面还接上一句"练虚合道"，我认为这是后人狗尾续貂之作，因为"虚"即是无生无灭、无古无今的宇宙本体，宇宙本体即是道，换言之，虚即是道，"练虚合道"这四个字语义不明。

修炼气功的目的与程序

在"炼气化精，炼精化炁，炼炁化神，炼神还虚"这个炼气公式里，呈现了一些信息：气是可以加工、精炼的，而且加工、精炼之后，它会变成不同的成分，每种成分具有不同的功能。但是，气、精、炁、神之间的相互关系到底如何呢？我们用下表加以说明。

分类	有		性功	无	
	逆行→	命功		←顺行	
名称	气	精	炁	神	虚
性质	物质	过渡能量	过渡能量	能量	信息
意识	心	心、意	意	性	本体
成分	电能 热能	生物能	磁能	光	波
功法	动	似动似静	似动似静	静	无

要说明此表，必须从道的原理谈起。老子说："道生一，一生二，二生三，三生万物。"道是宇宙本体，本体为无极，无极动而生太极，这就是道生一；一生二即是太极生两仪，因为"太极动而生阳"，天阳向地阴流动，阴阳媾和生成的物质为三，但是"阴阳系五行"，五行为阴阳二气交感消长的不同变化，在阴

阳媾和的同时也决定了该物质所归属的金、木、水、火、土的五行性质。物质经过四象定下时空坐标，再经过"八卦相荡"，亦即八卦磁场、能场运动产生不同的结构变化而赋予形状，经由这些过程而产生万物，所以叫作"三生万物"。至于八卦的作用，是缘于定四象之后，相对方位的两极相交相荡而旋转，旋转形成八卦而产生能量，因而出现创生万物的生命力。

被道教奉为万法之宗的《度人经》指出，天地创生的程序是：虚化神，神化炁，炁化精，精化形，这是"由无到有"的过程。老子也说，"天下万物生于有，有生于无"，同样指出万物创生起源于无，无就是无极。什么叫作"有"？"有"就是二生三的"三"，也就是阴阳媾和所产生的三维空间的物质。物质是阴阳生成的，比方说，两颗舍利子放在一起，其磁场便会产生一颗阴一颗阳，阴阳相对必生出第三颗，然后再两两阴阳对应，最后生出一大堆。

但是，我们看上表修练气功时其运作方向恰好是逆行的，表示修道的程序与天地创生的程序刚好相反，修道的程序是：气化精，精化炁，炁化神，神还虚，这是"由有到无"的过程，从物质再转回能量，回归道的本体，因为修道最终目标"炼神还虚"的"还"字就是返回的意思。

《丹经》说："顺为人，逆为仙，只在其间颠倒颠。"说明凡人的生命本是顺着天地创生的程序进行，若要脱离人间生命规律的掌控而返回宇宙本体，就必须"反其道而行"，比如某人从台北到高雄出差，完成任务时终究还是要循着原路返回台北。明代

55

的王道渊在《还真集》中说："非先天不能生后天，非后天不能成先天。"先天生后天是自然创生，而由后天成先天则必须经由炼化的过程进行，易言之，修炼气功要以后天物质为基础，这就是由有入无的道理。

汉朝儒医张景岳说："人之呼吸，通天地之精气，以为吾人之真气。"人的呼吸就是在取用天地间的精气，而且人身的能量与天地的能量在频谱相同的时候会产生共振，我们就可以吸收宇宙的能量纳为己用。气的炼化机制，是先在体内产生"气的种子"，然后这个种子就会与天地间的能量相应，我们就可以将气引进身体，但是依种子的性质只能引进同类的气，换句话说，精能引精，炁能引炁，神能引神，这叫作"同类相亲""同气相求"。举例而言，一个由静坐入手的人，虽然已经得炁，但是他不会变得更有力气，容貌也不会变得更年轻，原因是他没有炼精气，无法盗取天地间的元阳用来炼精，只有元阳元精才能炼形。

科学家发现，气功师入静时的脑波在 7.5 ~ 10 赫兹之间，可与宇宙的能量发生共振，根据这项报告以及笔者修炼的经验加以判断，这个频率范围应该最接近"炁"。科学家最善于分析材料，如果能够将气、精、炁、神这四种炼气成分的频谱分别研究出来，气功的真相不就呼之欲出了吗？

思考是一种能量，易言之，运用意识即在驱使能量，而且运用不同层次的意识可以驱使不同层次的能量。气、精、炁、神是修炼过程中不同层级的能量，要指挥不同层级的能量，就要使用不同层级的意识主宰。这里所说的意识主宰，就是人类的心、意、性三者。比方说，"心"在指挥我们的身体跑步时，"心"必须运作及整合脑、神经、腿部肌肉这些生物系统，才能完成跑步的动作；但是改用"意"当主宰时，"意"管事的范围就不包括指挥身体四肢的活动，换句话说，"心"可以指挥身体的随意肌，但是"意"就不能指挥随意肌。

李嗣涔博士在台大电机系所做的实验中，发现道家师父的练功法是先练"共振态"，此时脑内 α 波振幅大幅度增加；但是进入"入定态"之后，脑内 α 波振幅却大幅降低。而佛家坐禅，一开始就会进入"入定态"，脑内 α 波立即大幅降低。这个实验明确显示：守窍时的炼炁与入定时的炼神，其所使用的能量层级是不同的。

在心、意、性这三个意识层级里面，道书、丹家最少提及的是性，古真云："未发之前心是性，已发之后性是心。"佛家云明心见性，道家云修心炼性，所有的言论都指向心、性是可以互换的，同类之物才可以互换，由此观之，心、性同属意识层级无误。古人拿心、性相互对照，与西方哲学及赛斯书的说法雷同。人在现今三维世界运作的意识称为外我（outer ego），另外还有一个居于高次元的无意识心（unconscious mind），称为内我（inner ego）。外我常自我设限而昏昧不明，而内我具有高度的辨识力及智慧，很显然，这里指的外我就是古人所说的心，而内我就是性。

外我、内我之间并无区隔，而是互相渗透的。两者虽然都很活跃，但不能同时出现，王重阳的《授丹阳二十四诀》说："心灭则性现。"意指在外我的心全然清净不管事的情况下，原我的性才会出现。历代各大哲学系统如佛学、理学、道学对心性的讨论占去所有篇幅的十之八九，不过都是从义理的角度立论，实际上主宰意识改由性当家的时候是什么情形，可供参考的资料少之又少。金朝刘志渊撰的《启真集》、清代鹤臞子《唱道真言》等书虽有论述，但都玄虚难懂。禅家则以圆陀陀光烁烁、孤回回峭巍巍、前后际断等词形容见性的情形；佛果克勤禅师还以"脱却千重万重贴肉汗衫"比喻开悟见性后身心解脱的感觉；高峰禅师则说："东西南北，任远遨腾；天上人间，逍遥快乐。"一般认为性的本质是空，进入空境即无法用言语表达。

佛经说"一切有为法、如梦幻泡影"，相对的，见性之后已转变成无为，无为已非文字可以形容，故佛曰："不可说！不可说！"老子也说："道可道，非常道；名可名，非常名。"其实，成道、见性之后是什么情形，我们不必费心去了解。基本上，"神"这种能量既可以出体而独立，同样，与其同等级的意识——性也可以独立存在于身体之外，与宇宙意识合流。

《乐育堂语录》说："元神者，修丹之总机括也。"自古以来，几乎所有的道书丹家都认为神有主宰功能，是修道过程的最高意识层级。例如陆西星《玄肤论》说："精炁之得神而王，犹臣之得君而尊也。"他认为神可以统率精炁，是人身能量的总主宰。

但是，在炼气的材料里面，精、炁属于能量层级应无疑义，道家公式说"炼炁化神"，神不是炁炼化出来的吗？神应该同属能量层级才对呀，怎会变成意识层级呢？如果依照各丹家的说法，"神"这个字便含有双重功能，它既是能量层级，同时也是意识层级，这是我在读道书时百思不得其解的疑点。

在所有的道书丹经当中，把神当作意识层级的占绝大多数，把神当作能量层级的比较少，仅有的例子如《灵枢·移精变气篇》云"得神者昌，失神者亡"。元初李道存的《中和集》说："不生不死，神之常也。"不论神有得有失，或是不生不灭，只有这两段话把神解释为一种能量。如果从另一个角度来看，道家公式的最后一句是"炼神还虚"，这句话跟"率性参天"的意义应该相同，"神"既然可以练，它就是一种材料；而"性"是用来参天的，它就是一种意识，照这个观点分析，"神"应该属能量层级，而与它相对的"性"应该是主宰意识才对。

在众多道家理论当中，很少有人将修道炼气的机制区分为能量、意识两种属性，大部分的道家都认为性是神，神是性，神、性只是异名而已。如果这个说法成立，炼炁可以化神，那么，炼炁也可以化性啰，这未免有点牵扯不清。

唯一与其他道家不同的是丘处机所创的龙门派，其第十一代祖师千峰老人赵避尘的《性命法诀明指》里面将身、心、意称为三家，将精、炁、神称为三宝，以身心意为主，以精炁神为用，这其中就出现了意识和能量分开的观念。但是我认为，将"身"归入意识层级有点不妥，因为身、心本为一体，意识还是应该分为心、意、性三个层级才比较合理。

《乐育堂语录》又说："有为而为者，识神也；无为而为者，元神也。"但是，心为"后天识神"，属阴神，根据后天先天、阴阳对称的原理，在心的反面，必有一个"先天识神"，属阳神的主宰，那是什么东西呢？孟子说："志者，气之帅也。""志"应该就是"意"，这句话的意思是"以意领气"，意可以控制气，但也有很多修道家说"以神御气"，用意及用神都可以控制气，其间到底有何差别？此外，"意守丹田"与"神凝气穴"也没什么不同，气（炁）的主宰意识层级到底是意还是神？这里便产生了一些矛盾。

行气、守窍应该是用"意"，用意的要领是"若有若无"，与历代丹家论及用神的要领相同，只是意处于背后与心相对的位置，没有明师点破根本无法找到。我在这里道出诀窍之后，如果静坐有成的人细心体会，便可发现心、意之不同。换句话说，修道家虽然在用意，但是错把意当神，如果这个理论成立，那么，几乎所有的道书都要改写了。

在气、精、炁、神四种能量中，高层能量可以控制低层的能量。换言之，神可以管炁，炁可以管精，神当然可以管炁也可以管精，所以修道家才可以精炁神合一，达到三花聚顶的境界。但是，倒过来说，低层的能量却不能控制高层的能量，也就是气不能管精，精不能管炁，炁不能管神。

在人体中，气是由低层往高层进化，炼气化精，炼精化炁，炼炁化神，但反过来由高层往低层顺生的方向似乎行不通。换句话说，高级能量并不能自然产生次级能量，炼神不能生炁，炼炁不能生精，因为气在修炼之后，只会变成比较精细的能量，不会再变回粗糙的能量。比方说，面粉加工之后会变成面包，但不会再变回麦子。

在"由有到无"的修炼过程中，有一个中间的"过渡地带"，也就是"似有非有""似无非无"的灰色地带。千峰老人赵避尘在《性命法诀明指》序言中说："炼精为下手，炼炁为转手，炼神为了手。"这句话中的"转手"即是过渡地带的意思，但我认为下手应该改为炼气，转手的过渡地带则应再细分为精与炁两种能量，精的成分比较偏向气，而炁的成分则比较偏向神。

精的成分类似生物能，是生物的精华；炁则类似电磁能，比较偏向能量。瑞典医学家布庄·挪丹斯特罗姆（Bjorm Norden-strom）就说："人体神经系统是个电流系统，有电磁场。"他在神经系统所测到的电磁场，就倾向炁的范围；但是布庄·挪丹斯特罗姆博士又发现，当肌肉运动伸缩时，其间的动脉毛细血管就会增加放电现象，累积电荷，并传递给邻近的毛细血管，这种用力时所用的气，就倾向精的范围，肌肉受伤时到位保护的气也属同一性质。

有人主张练功要抛弃身体，从能量练起，但是这种从高层能量切入的修法，还是会被物质性的身体所牵制。只要身体存在，身体故障时就会干扰能量的运作，因为病痛会消耗能量，使身体衰弱，而且让我们无法入静炼炁，这就是道家认为未修道应先治病的道理。老子说："吾所以有大患者，为吾有身，及吾无身，吾有何患？"意思就是指身体受到外侵内感的影响，经常发生故障，会为我们带来很大的麻烦，要整理身体是一件相当艰难的工程，所以老子认为身体是个大患。史上并无老子修炼养生术的记载，但是后来的修道家大都很注重身体，为的是要脱胎换骨、不老长生。

自古以来，大部分的修道家都认为，要达到由有入无的目标，必须有一些自己可以掌握的方法。色身是假，性灵是真，所以修道也叫作"修真"，我们借用色身来达到证悟性灵的过程，就叫作"借假修真"。色身虽然麻烦，但修道从色身着手还是最为实际，也是最容易掌握的途径。况且，人生有限，倘若身体毁坏了，修炼也就失去了凭据，所以必须先把色身照顾好，以争取更长的时间来修炼。因此，中国历代的修道家大都是循着"由有到无"的方向修道，主张修炼必须从"修命"做起。修命就是养气，马丹阳就说："学道无他，务在养气而已。"自古以来也有不少人循这个方法而成道。

但是所有的道派、道书都有一个现象：关于调息、服气这些炼形的初阶功法向来是秘密传授的，甚至只传入室大弟子。在《北游录》这本书就有记载：有一天，王重阳祖师闭户与大弟子马丹阳谈论调息法，丘处机在窗外窃听，王重阳发现后就闭口不讲了，日后丘处机也不敢再问。在历代的道家典籍当中，后半段炼炁、炼神的资料汗牛充栋，最难求的反而是入手功夫。有些修道家是挟秘自珍，有些修道家则认为初步功夫是"贱下之道"，其中有些动作很难说得出口，所以《性命圭旨》有"神仙不肯分明说，说得分明笑杀人"之语。古代道家很少透露基本调息功法及火候诀窍，令后人无从下手，若要捧着古道书练功，常不得其门而入。

第二章　气的原理

　　1984 年科学家提出的超弦理论（superstring theory），即认为物质的最基本元素不是粒子，而是一条条的能量线，这些线交叠扭曲，可从数学模式中算出有十维至二十维的空间。换句话说，整个世界随时都在交换能量。依此推断，我们练功当中所采的"气"，应该来自他维空间。《太上老君太素经》说："太素者，质之始也。"古人将物质的基本元素称为太素，《内经》辟有专章阐说，汉朝班固在《白虎通·天地》篇章中也曾对太素的原理有所论述。

　　英国科学家坎伯（Jeremy Kambell）在《文法人》一书中说："大自然必须诠释为物质、能量与信息。"坎伯认为，我们不能把大自然仅看作是物质与能量而已，必须加进第三个成分——信息，信息能创造"形体"，信息是宇宙中秩序的源头；美国物理学家波姆（David Bohm）也在他的著作《量子论》中提出了量子势（quantum potential）的理论，他认为宇宙中存在着量子势，它是多维的，类似信息场，真空其实是充满能量的"能量海"。

　　芝加哥大学太空物理学家苏拉默（David Schramm）也指出，微中子的体积是电子的一百亿分之一，是物质及非物质构成的最微小单位，它们构成了虚空的空间。老子说："道之为物……窈兮冥兮，其中有精；其精甚真，其中有信。"历朝大多数的先贤都把这句话的"信"解释成"信验""信实"，我认为这个信字就是"信息"的意思；佛家也说"真空不空"，其实宗教与科学的认知相同，可以相互印证；波姆也认为，人类的生活范畴与玄学的经验范畴有共通之处，所以两者之间的交流是会迸出火花的。三维空间的实相是为显秩序，另有一种存在时、空之外的潜在状态叫隐秩序，炼气过程中的精、气、神，应该是来自隐秩序不同层次的能量及信息。

1944年赫胥黎（Adous Huxley）写了一本《长青哲学》，从此"长青哲学"便成了科学界研究神秘主义的隐喻。长青哲学的基本观点是：意识具有多层级的架构，透过意识的转变可以得到内在的智慧。高层的意识和低层的意识是互相渗透的，越高的意识层级，其"视野的深广度"越大。在人间的层级，因为只靠我们的五官的意识觉知，所以视野是片断、不完整的，也因如此，人类对事物的判断经常加入许多猜疑和想象，佛家称这个现象为"无明"，修佛、修道的目的即在破除无明，开启智慧，见到本性。

道家的修炼方法，在材料成分方面分为气、精、炁、神四种，在主宰意识方面分为心、意、性三种，这就是一个"超凡入圣"的循序渐进层级。人来到这个浊世红尘，名与利皆是过眼烟云，还有什么比提升身心灵、返回自性本体更重要呢？

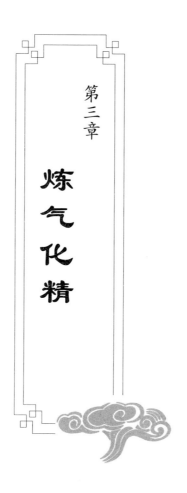

第三章

炼气化精

精是养命的基础

　　根据前文的说明，我们对气功的炼化原理应该有个概括的认识。接下来，我们就依道家的炼气公式一步一步来练功了。炼气的第一个步骤是"炼气化精"，要进行这个步骤之前，有必要进一步厘清气与精相互之间的关系。

　　《乐育堂语录》说："学人打坐，必先调外呼吸，以引起真人元息。"又说："后天气足，先天之气之生始有自也。"这些话明确地指出，炼气必须以后天气为基础材料，先学习利用呼吸掌握气的进出，将后天气吸进体内作为引子，等待后天气累积到一定程度之后，才能炼化更高层的能量。

　　但是，后天气要怎么用呢？经由呼吸吐纳吸入丹田的气，其成分是后天气中的元阳，我们将元阳累积、浓缩、锻炼之后，它会变成元精，故曰"炼气化精"。《管子·内业》说："精也者，气之精者也。"精即是从气锻炼出来的精华。但是，炼气初期会出现各种奇奇怪怪的状况，练功的人心里疑问很多，这期间最需要咨询与照顾，自古以来，道家前辈大都故意将这一阶段的入门功夫隐去不说，部分原因是怕一般人照书练功，万一练出了问题又乏人指导，事情就麻烦了。

"炼气化精"就是修命的初步功夫，修命的目的在于追求健康、长寿，即是道家所说的"服气练形"，也就是利用呼吸来锻炼身体。远古时代天灾、水患频仍，生活环境恶劣，工作辛苦，而且医疗又不发达，一旦健康出了问题，大都只好自力救济，不像现代人到处都有医院可以挂号看病，所以贤能的人就传授给人们一些养生功夫，叫人常练以保健康。例如在已出土的商朝、周朝铜器上，有些图像即十分生动地表现古人练习气功的各种姿势；东汉名医华佗所创的五禽戏也流传千余年，练习的人不计其数，可见古代练习气功的风气相当普遍。

《庄子·刻意篇》说："吹呴呼吸，吐故纳新，熊经鸟申，为寿而已。"这句话指出，古时候的人经常会模仿飞禽走兽的动作来活动肢体，但其中有一个重点，就是除了动作之外，还必须配上呼吸，经由"吐故纳新"促进气的新陈代谢，才能长保身体健康。其实，人类所有的体能活动，包括工作、运动、武术、瑜伽等等，都必须合乎这个原理，否则就会产生问题。

现代很多人上健身房，但上健身房一定能使身体健康吗？那倒不一定。从事各项体能活动必须配上呼吸吐纳，原因就是要吸取后天气中的某些成分以强健身体。《乐育堂语录》记载："夫人之身所以爽健者，无非此后天之气足也。"要让我们的身体健康灵活，非要用后天气不可，因为后天气中的元阳、元精才有热能及动能，才能让我们的气血流通顺畅、筋骨肌肉强壮，并且供给身体力量，排除身体中的浊气。因此，我们在活动身体时，不只要注意肢体的动作，呼吸的配合更是重要，呼吸配合得宜，不但身体不易受伤，而且越动越强；如果不懂得运用呼吸补充能量，有时候活动反而会造成身体的亏损。

吕洞宾说："精养丹田气养身。"只有后天气才有让人全身充气的功能，一个人身体气足，才能"身轻如燕"，年老了气衰了就"身重如铅"；即使在平常，偶尔觉得身体笨重时，也要随时充气，像汽车的轮胎胎压不足时就要充气一样。气足的人皮肤干净、有光泽、有弹性，看起来容貌年轻，就像刚充满气的气球。有些气功师看起来老老的，脸色脏脏的，皮肤皱皱的，即因炼气化精阶段的功夫没练好，不善使用后天气。一个人不论功夫练到什么程度，呼吸吐纳、导引这些炼气的初级功夫依然不能放掉，打拳的人一辈子都在打拳，因为后半段的静坐功夫并不能使我们的身体更加强壮，如果不炼精气，到后来身体还是会败坏的。

吕洞宾的师父钟离权所著的《灵宝毕法》一书中曾提出"夺天地之正气以救护生命、强化命基"的功法，其要领是"多吸天地之正气以入，少呼自己之元气以出"。呼吸时进气多出气少，气就会有盈余，这就叫作"积气养命"。一般人却是进气少，出气多，所以气就会亏损，因为人可以夺天地之正气，相反，人在根源不固、精竭气弱时，身体的气反为天地所夺。理气如理财，理财的要领是多存款、少花钱，理气也是同样的道理，要吸得多、呼得少。

不少人罹患了"慢性疲劳症候群"，产生严重的倦怠感、失眠，以及注意力无法集中、记忆力减退等问题，还出现肌肉酸痛、淋巴结痛、喉痛、头痛等现象。美国疾病防治中心指出：

"这种疾病的主要特点是，在身心活动之后，症状会恶化。"究其原因，发生这种病症即是气虚的缘故。

理气的要领可以遵照《内经·素问》所说的"精神内守"，精神内守不让气外驰就是存钱，我们用六识感官向外追求就会耗气，等于在花钱，因此庄子要我们"收视返听"，不要让我们的感官老是沉迷在五光十色的尘嚣世界里，致使精气摇动耗损。《乐育堂语录》说："修行人务须心明如镜，气行如泉，如堆金积玉人家随其所欲，可以信手而得。"体内气足，有如活泉一样源源供应，就像家财万贯的富豪人家一样，随取随用不虞匮乏，何愁身体不健康？一般人七情六欲不节制，生活失常或熬夜，刚好反其道而行，身体的气老是处于透支状态，总有一天会危害健康。

炼气化精的原理

在道家的炼气公式中，就属"精"这个字语义最模糊，道家经典对"精"的成分及功能也极少着墨，所以不容易了解。其实在各种气里面，人体用"精"用得最多，与健康的关系也最密切。

宋元以后，有些修道人将"精"解释成男子精囊里的精液，认为精液非常宝贵，说是"一滴精，十滴血"，以致衍生出房中术、阴阳采补之类的功法，以为这就是炼精之道，其实这是误解了精的含义。

"精"到底是什么？《灵枢·经脉篇》说："人始生，先成精。"如果把这句话的"精"解释成精液，《内经》这句话就该解释成"生命的开始，先形成精液"，这未免太荒唐了吧？所以，《悟真篇》作者张伯端的另一本书《金丹四百字》解释说："炼精者，炼元精，非淫佚所感之精。"炼精的原料是丹田里所聚集的精气，并非掺有淫欲的精液。伍冲虚《天仙正理直论》也说："若人认此交媾之精为药，即为邪见。"将精液当作练功的材料，根本是错得离谱。精液只是一种饱含精气、高度气化的体液，因其穿透力及附着力极强，利于与卵子结合而受孕，精液储存在精囊以备生殖之用，炼精时虽然能把精液中的精气卷入利用，但并无任何功法以精囊为练功部位。

我们形容身体很累叫"精疲力竭"，总不能把"精疲力竭"解释为"精液用完就没有力气了"吧？又如道家很重视"还精补脑"，如果这句话的精是指精液的话，你说能把精囊里的精液提升到脑袋里面去，你就是拿菜刀架在我的脖子上我都不会相信的。

主张阴阳双修的道派，以明朝陆西星的内丹"东派"，以及清朝李西月的内丹"西派"为主。这些阴阳派的立论，认为人由男女交合而生，若要逆练成仙，也必须走男女交合的路径。其实，这些人将生命的"起点"弄错了，也许古代没有显微镜，不知道生命的起点在于精子卵子结合的一刹那，而误认为是男女交合的那一刻，因此房中术和双修法，都是值得商榷的修炼方法。而且有些双修派以十五岁至二十岁之间的处女为"鼎器"供男子采补，未免太不人道，自古以来大部分的修道家对此多持否定态度。

反之，有些修道家则主张禁欲。例如彭祖说："服药千裹，不如独卧。"彭祖的理念就像民间的说法"娶个老婆丑，活到九十九"一样，认为欲得长生以离欲为上。但是大部分的道家认为虽不可纵欲，但也不可绝欲，《抱朴子》就说："人复不可都绝阴阳。"若强行禁欲，容易导致"壅阏之病"，痴男怨女多病而不寿，可以为证。因此，我们虽不可纵欲，但偶尔也要清一清库存以维健康。

因为人间也称为"阳世"，所以男子泄精被道家称为"出阳关"，有些修道家炼精时采用"勒阳关"的方法，用手指点住生死窍以制止精液从阳关出去，让它回头走阴窍"神仙路"，这个功法称为采自家水调外药，由于动作太过猥亵，道家传到此段大都不明说，常用打哑谜的方式让人去猜，但这也是一种不自然的练功方法。真正的炼精方法是积气养精，《古文参同契》说："元气之积厚而精英者，称为元精。"经由呼吸吐纳吸入丹田的元阳经过储存并加以淬炼，其产生的精华才叫作精，这才是炼气化精的正确步骤。

一方面，南朝名医金元起说："肝精不固，则目眩无光；心精不固，则事易忘；脾精不固，则齿衰发白……"可见五脏六腑都有精的存在，不只精囊里才有精，所以"精"是气的一种，它存在于全身，关系到四肢五脏的健康及六识感官的灵拙。《钟吕传道集》也说："丹田有三，上田神舍，中田炁府，下田精区。"三田都是炼气修道的部位，精气的源头则在丹田，不在精囊，精气由丹田启动运行全身，我们的身体天天都在使用精气，因此《黄庭内景经》说："但当吸气炼子精，寸田尺宅可治生。"这里所说的寸田尺宅就是指丹田，我们将气吸到下丹田之后，把它炼成"精"，才可以健康长寿。"精住则形固"，精气不散则身体强壮，精就是长保健康的要素，林语堂把"精"这个字翻译成 life-force，倒是非常恰当。

《内经·素问》说："夫精者，身之本也"，说明精是构成身体的基本质素，《内经》又说："两神相搏，合而成形，常先身生，是谓精。"汉代的韩婴在《韩诗外传》也说过："天地有合，则生气有精矣。"所谓"两神相搏""天地有合"，都在说明人的生命起源于天地阴阳二气交媾，阴阳交媾合成精，人体的生长、发育全赖于精，精是建构人体五脏六腑、四肢百骸、肌肉皮毛的基本元素。

宋钘、尹文是战国中期的道学家，对精有很精辟的见解，在其所著的书中说："精存自生，其外安荣。内脏以为泉源，浩然和平，以为气渊。渊之不涸，四体乃固；泉之不竭，九窍遂通。"由这些话看来，精的功用可以让我们的外表"安荣"，可以让我们的五脏"浩然和平"，可以让我们的筋骨皮肉"四体乃固"，还可以让我们的经脉穴道"九窍遂通"，精的作用如此之多，实为人类生命荣枯之所系。

另一方面，《内经》说："真气者，所受于天，与谷气并而充身者也。""谷气"是指食物中所含的精微物质、生物能,《内经》认为我们从天地之间采取的"真气",可以与食物的"谷气"合流,用来充足我们身体的气,《内经》又说:"真气者,经气也。"《吐纳经》也说:"精者血脉之川流也。"真气既然是行走于血管、经脉中的气,它必有推进的动能,所以《吐纳经》将这类气归属于"精",也就是行走于血管气脉之中的动态生物能,其道理应无疑义。

上海 501 研究所胡海昌教授曾提出"孤立波理论",认为行走于经络气脉中的波是一种"孤立波",它不是单纯的力学波,而是包括力学的、热力的、电磁的、化学的、讯息的波耦合在一起的综合性的波。在气、精、炁、神四种炼气素材里面,有"力学的、热力的"效应的只有气、精两种,因此我们可以断定行走在气脉里面的波,主要的成分就是道家所说的精气。由于精气有上述的特性,所以在科学家的观察之下,在经脉里流动的气其性质比较类似低频电流。

我和某道友有事相商时,大都约在咖啡厅碰面,通常我们都会点花茶、水果茶之类的饮料。饮料上桌,喝了一两口之后,我和道友常立刻闭口不语,就如老僧入定一样。旁人看了觉得很奇怪,其实我们正在用心感觉饮料配方的气好不好,气走的又是哪一条经脉。古时神农尝百草,也是用同样的方法来检验药性,观察植物的生物能对人体的影响。

我们平常吃的动物、植物,都含有生物能,生物能进入人体之后,它会根据自身的五行属性找寻适当的经脉进入不同的脏腑。但是，有时候因为吃的方法不对，有时候因为你的体质不合，在吃东西时伤了身也不自知。根据我的经验，冰水是杀伤力最强的饮料，一喝下肚，胸腹间许多经脉立即堵塞，令身体受伤惨重。我经常看到年轻人捧着大杯冰水猛灌，不禁为他们捏把冷汗。此外，老人家常劝女生在生理期不要吃生冷食物，也是有道理的。

至于"淫佚所感之精"的原理如何呢？男人的阴茎必须勃起达到一定的硬度，才能完成男女之间的性行为。一般人认为，阴茎会硬是因为充血的关系，但是气球、轮胎灌水进去并不会硬，必须灌气进去才会硬。因为水灌满了不能加压，气灌满了却还可以不断加压，压力越高，装气的容器就越绷紧，从而产生硬度。男人勃起时，能够运气增加硬度，但不能运血增加硬度。一个人身体的血液并不会突然减少，但气不来，血也不来，所以阳痿最主要的原因是气没有充分供应。阴茎勃起时，不但会变硬，而且会发烫，这些现象都符合含有动能、热能的精气大量聚集的效应。

在我们的舌根下面有两个管子，左为金井，右为石泉，口中津液由此而生，但将津液吞入任脉里层的一条精路落入丹田，便可化为阴精，此乃造精路径。吞服口中津液叫"玉液还丹"，此一功法基本上是"气管正要喷出，斯时引颈而吞"，不过最好还是求得明师指点，才能练得正确，但是这条精路也会随着年龄的增长而逐渐堵塞。年轻时候精气足，所以性能力很强，上了年纪之后，精气的供应越来越少，就会逐渐感到力不从心。

丹田气练得好，精气充足，会让人勇壮无比，但由于丹田压力较大，泄精时泄出去的精气也较多，如果不懂得控制，反而会短命。泄精时的快感，基本上就是一种放电、泄气的效果，所以泄精气消之后阴茎随即软化，手淫同样也会耗损，所以要节制。规劝人家不要纵欲有一句顺口溜："二十切忌连连，三十不宜天天，四十教堂会面，五十如付房钱，六十只能拜年，七十解甲归田。"炼气的人在做爱之后可以练一练精关运转，一来可以化解精走阳关的惯性，二来可以促进精气的补充与流通。

《老子》说："万物负阴而抱阳，冲气以为和"，意指万物的生成都是阴包阳，两气相交必须均衡，才能维持稳定的状态。阳主动，阴主静，阳是一种不安定的元素，如果阳没有被安定的阴抱住，阳很快就会飞散。《阴阳五行论》说："阴得阳蒸，故能上升，阳得阴制，故能下降。"所以，《内经》说："凡阴阳之要，阳密乃固……离决，精气乃绝。"这里就指出必须让阳汇聚集中，使阴包阳的作用得以顺利进行，才能维持阴阳结构的稳固，否则阴阳离散，精气也就瓦解了。

丹田又名"水府之地"，我们吸气将元阳带进丹田名为"一点真阳入阴海"，阳气在丹田中与阴气会合交媾，阴就会把阳包起来，所以《悟真篇》把精称为"阴中阳"，阴阳结合就是动能和静能的结合，在阴阳结合的状态下它就会起生化作用，产生精微物质，这个过程就叫作"炼气化精"。

与老子齐名的关尹子说："吸气以养精。"这句话即明确指出，练功的第一个步骤就是吸入后天气用来养精，精是气养出来、炼化出来的，练功初期先利用呼吸吐纳吸气入丹田，等待丹田发热，即为积气有成的现象，然后可以进行炼气化精的工程；明代道人阳道生在《真诠》一书中也谈及"元气生元精"的原理。

唐代施肩吾编著的《钟吕传道记》说："真水真气合而成精，精在下丹。"炼精的材料是真水（阴）和真气（阳），阳主火，火性向上；阴主水，水性向下，这是物性使然。若以《易经》的原理来说明，火上水下，火水背道而驰，就会造成阴阳分离，这叫作"火水未济"；相反的，水上火下，始能阴阳交媾，故曰"水火既济"。修道家讲的水火、龙虎、铅汞、坎离都是在形容阴阳媾和的状态，道家云："东家男，西家女。"阳就是东家男，阴就是西家女，正确的练功方法是先练阴，阴足阳自来，西家女自然会吸引东家男来追求，男女就会在丹田这个洞房里结婚、交媾、生育。

精的性质与功能

西汉时期的道家经典《老子指归》里有一段论述，明确指出"道即平衡"，平衡才能造成稳定。科学家经过实验得知，人体是一个等离子体，在正常状态之下，人体内的阴阳电荷密度几乎是相等的。《内经》说："阳化气，阴成形。"以阴阳的性质而言，阳主动，主火，主气化作用；阴主静，主水，主固化作用。人为阴阳所生，当人身的阴阳成分为数相等时叫作"阴阳调和"，这时我们身上的气处于最稳定的状态，体温也维持在正常温度，感觉身体最平和、最舒服。一般人阳偏盛就上火，必须补充阴气加调和，或者借劳动以消耗阳气；但是阳不足时，我们就会觉得动能不够、力气不足，像老人家觉得身体笨重，行动变得迟缓，而且气血无法运行到身体末梢，气候变冷就会感觉手脚冰冷。

人身体里的气不论是阴偏盛还是阳偏盛，都会产生种种疾病。医学专家采用经络电测量检验得知，当人体脏腑发生病变时，经脉的电荷密度也失去了相对的平衡状态。中国的医学经典文献《类经图翼·医易》说："医者，意也，合阴阳消长之机。"中医治病的原理，就是查出人体阴阳失衡的状况，利用药物加以调整，让机体恢复阴阳调和以及自我调节的功能；此外，人体气衰时，譬如过度疲劳或疾病缠身，内脏器官都会呈现发炎状态，原因是内脏无法补充清气，以代谢浊气、发热，中医称这种现象为"气虚火旺"。

我们用心带气进入丹田，心和气都有火，古修道家形容这个过程叫"火入水乡"，因为丹田也叫"阴海"，水火相交则生精，就像瓦特的蒸汽机的原理一样，它会产生热能和动能。我们在丹田里把气化成精之后，它就成为在我们经脉里运行的动力。

武术家所说的打通经脉，用的就是精气，所有气脉的入口都在丹田，我们在丹田加压，精气便循着气脉通往全身，推动淤积在气脉里的脏气，让它向前流动而排出。所谓"气盛通脉，脉通穴开""一窍通而百窍通，大关通而百关通"。如果丹田的精气压力够强，不但气脉的主干线可以打通，假以时日，也能进一步打通中型、小型以至微型的气脉，一旦打通了全身经脉及穴道，全身不留一丝脏气，就可以达到古人所说的"脱胎换骨"的境界。

依中医的理论，血与气是互为一体的，气若不通，血就会阻塞。举个例子加以说明。我住在五指山上，有一年邻居选我当领导，山上没有自来水，都是接管取用山泉水，当领导的人偶尔要到山顶上察看水路。有一回我和管水的工人一同上山勘察，发现从山顶蜿蜒而下的塑料水管每隔十几米就挖一个洞，而且每个洞都噗噗地向外喷气。我问工人这是什么作用，他说，不让它喷气，水就不会流动。同样的道理，我们的身上如果有脏气、浊气、冷气淤积，这些物质性的坏气会阻挡气血的流动，让我们浑身酸痛、产生疾病。举例说明，老人家背痛的时候，在他的背部敲打按摩，振动淤积的脏气，让他打几个嗝将脏气排出去，人就舒服多了。

《医经溯洄集》说："气者，血之母。"自古中国医家认为气、血是一体的。血属阴，阴主固化，而气属阳，阳主气化，因此血中的阴需要加上气中的阳让它气化，以保持血液的生命力及动能，血就不易浓稠沉淀，血管也才不容易硬化，所以《内经》说："血气交融，其病焉在。"血中气足，气血流通顺畅，就可以百病不生。

桃园敏盛医院高血压疗养中心主任陈兴汉医师在一项"气功对血液影响"的实验中发现，一般人血液里的红细胞串联现象常造成临床上产生疲倦、脑部缺氧情况，但是血液经灌入气功能量后，原本串联的红血球明显恢复成单颗浑圆的活泼血球，产生红血球分离、活化现象；一般而言，血液离开人体只能存活约半小时，经气功活化的红血球活力却可以延续约五小时，这就是古人说的血气交融所产生的现象。

医学上有所谓的"代谢症候群"，意思是血脂、胆固醇、血糖、尿酸等指数偏高，成为致病因素。这些症状的形成，除了肇因于遗传以及不正常的生活、饮食之外，血液的气化程度不足也是一大原因，血液不活泼，生命力不足，必然会导致代谢功能减低。现代人在中年之后常会发胖，出现鲔鱼肚，大体上也是代谢出了问题。根据卫生部门调查，腰围过大是导致代谢症候群的主要元凶，罹患高血压、糖尿病、心脏病、中风的概率是常人的数倍，究其原因，这是大量血液滞留腹部无法流通，加上脂肪堆积之故。只要血中气足，而且平时经常活动，让身体发热流汗，要维持好身材及健康并不困难。

科学家经过实验得知，经脉内的气会受到神经电磁信息的感应而改变其电磁性质和运行量度，影响体内带电性的、处于流动状态的血细胞等微小颗粒，并使其在血流中产生变化，这就符合古人所说的"气为血之帅"的道理。《内经》说："天地之精气，其大数常出三入一。"如果任由精气出多进少，体内的气就会不断消耗减少，造成阴阳不平衡的状态。如果血液又稠又脏，送营养、清废物的功能都很差，怎能不生病呢？

但是，血重浊而下沉，气轻清而上浮，因此，我们要练习气功，利用呼吸吐纳，把上浮的气往下带，使之与血混合，下沉的血加入动能之后，便会上升而在全身顺畅循环。人体的最高点脑部若能得到气血的充分供应，人到老了头脑还是非常清醒，不会老年痴呆，甚至还可以保持过目不忘的记忆力。中国中医科学院曾经做过实验，证实气功锻炼能够延缓老年人的智力衰退。

如果丹田气足，经常把精气送往全身，气就会在我们的筋骨、皮肉以及内脏流动、累积，产生强化体能的效果，我们常说"力气"两个字，因为有气才会有力，气即是肌力的来源。除了供给力量之外，气还有保护身体的作用，诺贝尔奖医学评审会主席挪丹斯特罗姆在他的《生物体内的闭路电流》（*Biologically Closed Electrical Circuits*）一书中指出：人体内的闭路电流及电磁场，自成一个小宇宙，当人体受伤或肌肉运动时，该部位的细胞会发出荷正电的粒子，它邻近的体素细胞则会相对发出荷负电的电子，正负两极便汇成电流，电流与白血球会往伤处奔流，以消灭入侵的细菌。这即是人体的气的自疗作用，亦即免疫功能。

有一回我和一位道友聊天时，道友手臂不小心碰了桌角一下，立刻出现一块乌青，他马上运功自疗，只见那块乌青渐渐淡化，不一会儿就消失不见了，这个现象显示道友能够驱使瘀血、瘀气迅速散开流通。我们身体的任何部位受伤，由于痛觉会让我们把心移往该部位，精气也会跟着迅速到位加以保护，我们受伤的部位会血肿也会气肿，感到伤处一阵一阵地胀痛，就是气一波一波来到的现象。

《黄帝内经》阐述了许多"积精全身"的原理，总之，精气经常布满全身，才可以使我们全身经脉畅通、内脏干净，细胞也能不断吸收精气中的电能及热能，使细胞有充足的能量，不易老化衰亡，细胞长期维持活力，让我们长保年轻与健康。

如何吸气到丹田

前文说过，炼气从呼吸吐纳开始，目的是把空气中的元阳带入丹田，我们开始是用"眼观鼻，鼻观心，心观丹田"的方法建立气的行走路线，用心将气导入丹田。其实，"眼观鼻，鼻观心，心观丹田"所设的点还是太粗糙，正统的功法有固定的步骤。

一般人炼气一段时间之后，就会觉得额头和鼻子附近重重的、麻麻的、痒痒的，原因是气被鼻子吸进来之后，会先进入鼻腔，我们鼻腔里面的黏膜及绒毛有聚电作用，当我们用心感觉气由鼻腔进入的时候，就会激发鼻腔吸取空气中的能量。比方说，我们在林间湖畔空气新鲜之处，用心注意鼻腔进行深呼吸，就会产生提神醒脑的效果。鼻腔的位置就在额头附近，所以呼吸吐纳一段时间之后，额头及鼻子附近先有"气感"。因此，练习呼吸吐纳，要用心去感觉吸进鼻腔的空气。

但是，为什么气会停留在额头、鼻子附近，到嘴巴就走不下去了呢？因为嘴巴是分开的，气走到这里路径就被截断了，这时候气就要"下鹊桥，过重楼"，我们必须"搭鹊桥"好让气通过，方法是要将舌头后缩一点，把舌头放在上颚的天池穴的凹洞里。为什么要舌舐上颚呢？其目的在于接通任督两脉。婴儿在娘胎里就是舌舐上颚的，所以婴儿刚出生的时候，妇产科医师要用手指把上卷的舌头钩出来，而且婴儿是用胎息呼吸，舌头上卷的作用在于接引能量。刚出生的婴儿头顶的天门（顶上柔软的块）未关，他还是通天的，几个月后天门关闭，他就成为地地道道的人了。

舌舐上颚时舌尖就会接到气，之后气传到舌根，通过舌下的玄膺穴下降，顺着气管下十二重楼，气降到胸部之后，还要将它集中成为一束，以利于通过心窝处的狭小通道，将气送交肚脐再送往丹田，这个流程才是以心带气行走任脉的正确功法。

此外，在《赤凤髓》《卫生真诀》一类的练功书里面，大部分的导引姿势都要搭配运气若干口，运气的方法是：将气从督脉提上来，绕过头顶之后下行，然后吞一下口水，让气循任脉回归丹田，完成这个过程叫"一口"，而吞口水的动作，也是借着吞咽的感觉协助气下十二重楼。

呼吸吐纳还有一项重要的作用即"吐故纳新"，亦即吸清气、吐浊气，但吸清气用鼻，吐浊气却必须用口。南北朝的陶弘景博学多才，晚年隐居茅山，皇帝常派人向他请教，因而其有"山中宰相"之称，并传下了许多养生功法。他在《养性延命录》一书中说："凡行气，以鼻纳气，以口吐气，微而引之，名曰长息。纳气有一，吐气有六。"长息是指呼吸要缓慢细长，让身体有充分的时间吸氧吸能，"纳气有一"指吸气只有从鼻子吸进一种，"吐气有六"就是指吐气的方法有六种，即吹、呼、唏、呵、嘘、呬"六字诀"。一般炼气时的吐气方法多用"嘘"字诀，因为用嘘字最适合"微而引之",亦即绵长吐气,其目的在于导出脏腑之浊气及废热外排,并可以强肝、清血。方法是:嘴缓慢细长地嘘气,嘘气的声音以自己耳闻为度。

吐气还有一项诀窍:吸气时我们用心将气带入丹田之后,心就留在丹田,不要注意吐气的动作,因为气是跟着心走的,你用心吐气,又把刚刚吸进来的气带出去了,岂不白费工夫?为什么吐气必须用口?因为鼻之通道有三:一通口、一通鼻、一通脑,如果用鼻吐气,浊气、废热会冲到第三脑室,容易造成头脑昏沉的现象,也不能产生泄废热、调五脏的功效。

总之,在此阶段的功法可以统称为"服气"(亦作"伏气")。一般而言,服气大都佐以导引、武术、按摩、叩齿、鸣天鼓、咽津、存想、守窍等方法,其功法在隋唐时代发展成熟,提出各种服气功法的多达五十余家,不但盛行于各道派,民间人士也很热衷学习。

阴窍的运用与导气入地

前文提到,从体外吸进来的元阳有动能、热能,是一股纯阳刚强之气,它在丹田里是很不安定的,要控制它并不容易。《管子》一书中曾谈到心术与制气的言论,认为气为阳,是为动之因,采取过多容易让全身的气失去平衡,所以要制气使其稳定,方法是"以静制气""以神御气"。制气是炼气过程中最费事的一项工程，必须将已经进入体内的气稳定地留在丹田，不使其上浮伤身，以备进行下一阶段的炼化工程。明代伍柳派的伍冲虚说："圣凡之分，只一伏气也。"不懂得将气降伏在体内，终究是凡人一个。

任何电器接地之后，相对比较安全，因为火电很凶猛，万一漏电就很危险，但将它导入地下就不致伤人。同样，呼吸吐纳吸入丹田的元阳累积到一个程度，也会变得凶猛，所以也要将它导入地下，这就是老子说的"人法地，地法天"，意指练功要让气先往地下走，接通地的能量，再利用地气上升的作用去接通天的能量。魏伯阳的《参同契》被道家奉为"万古丹经王"，书中有一句"从头流至足，究竟复上升"，气必须下行入地再反弹上来，这是练功的最重要诀窍，但是自古以来很少有人谈论其中的道理。

关于行气入地的原理，道书很少提及，但是大门派都有这方面的功法。师父指导我们练功的方法，以及我们练功的亲身体验，前半段的功夫大都是在导气下行。近代出土的2400年前战国时代的《行气玉佩铭》即说："行气：深则蓄，蓄则伸，伸则下，下则定，定则固，固则萌，萌则长，长则退，退则天。"意思是说，炼气的过程像一棵树的生长一样，先往地里扎根，待根扎稳了，再往上萌芽，向天空发展长出枝叶。同样，我们将气吸到丹田，丹田蓄足了气之后，先要走入地下衔接地气，让气固定，再回头向天发展。

"三光落地地自开"，导气入地的目的是将天上日月星的能量与地气合流，之后地气会反弹向上，我们再利用地气上升的力量与天的能量相应，能练到这个地步，才是真正的天、地、人合一，人身的小天地才能与宇宙的大天地同步共振。天地气本来就是对流的，如果一个人的气能够上天下地畅通无碍，他就可以借用天地的能量经由体内激发旋泄，产生沛然莫之能御的力量。

"筑基"有两种说法，修道的筑基又称"炼己"。《张三丰大道指要》说："初功在寂灭情缘，扫除杂念，除杂念是第一着筑基炼己之功也。"指出练功之前要排除杂念，心地清静，割绝贪爱，超脱习染，即是炼气之筑基功夫；《悟真篇》说："百日立基，养成气母。"意指心静神定，即能在丹田种下气的种子，进行各阶段的修炼。

但是练武之筑基又有不同，练武的入手功夫是扎马步，扎马步即为武术家的筑基功夫，目的在于导气入地。科学家经实验得知，身体的任何部位用劲或紧张，该部位的皮肤电位就会升高，显示气会往身体用劲或紧张的部位流动。我们在工作、运动时，经常用力的部位，因为气经常到位，所以该部位就会越来越强壮，其原理就像一张网，放一个珠子在一个角落，整张网就会朝着那个角落倾斜。

扎马步时身体重心下移，用的是"重力法"，只有脚部用劲，上身放轻松，下肢的气脉逐渐打开，气就会由上往下流动入地。日久功深，身上的气会与地气结合在一起，下盘就会变得非常稳固，下盘稳固，上半身使力才有支点。太极拳桩步走拳、自然门矮裆走圈，用意都在导气下行，功夫很高的人将气往下打与地气挂钩，一群人都推不动，就是这个道理。一般没有炼气的人，如果平时走路能够不忘脚掌、脚趾抓地，就有导气下行的作用，双脚就会变得强健，练习健走的人更应该使用这个要领。"骨从腰椎老起"，双脚有力腰骨才会强壮；"不怕人老，只怕腰老"，脊椎有力，老来就不会弯腰驼背、老态龙钟。

人身上下各有一个穴道接天、接地，接天的穴道是灵台，接地的穴道是阴窍，如果将人身比喻为一个电瓶，灵台及阴窍就是接通天地能量的两个插头。人出生不久这两个穴道都闭塞了，所以要重新"开窍"才能利用，接天要开灵台，接地要开阴窍，这是修道过程中非常重要的两个穴窍。有些人在炼气初期"提肛"，提肛久了虽然也会引动阴窍，但因为肛门不在身体的中线，而在身体的偏后方，所以提肛会导致火气向后走沿着背部上行，冲袭到夹脊、玉枕两穴，让人背痛难当、头昏脑涨。

阴窍是炼气修道最重要的一个穴道。阴窍位于会阴之上，张伯端的《八脉经》指出，该穴"在坤地尾闾之前，膀胱之后，小肠之下，灵龟之上"。古代医家不知有此穴道，现代解剖学则称为前列腺。英国学者约翰·费（John Vane）即以研究前列腺的成果获得 1982 年诺贝尔奖，前列腺素在生殖、消化、循环、代谢等方面，都具有复杂的生理及药理作用。因此，阴窍不但是炼气的重要关窍，在医学上也是一个关键性器官。

阴窍又名生死窍、复命关，为人身奇经八脉之总根，上通天谷，下通涌泉，是精炁运用的转运站，此窍一通，诸脉皆通；医学家亦发现前列腺素可以提高神经细胞之放电速率及神经纤维的传导速度。《八脉经》说："采阳气，唯在阴跷为先。"清代的李道存在《后天串述》中也说："寻气以阴跷为先。"意指气生于阴窍，认为神光下照阴窍最易引生内气。道家认为，守阴窍可以生元阴真水，阴足阳自来，自能吸引元阳真火进入丹田结合，因此，《张三丰大道指要》说："调息者，调度阴窍之息，与吾心中之气相会于气穴中也。"调息必须调动阴窍，否则气难归炉。

把阴窍练活了，一提阴窍，立即接通地下阴电，可与我们由天上吸来的元阳在丹田交媾而产生内气，并发生种种的生化变化。正统的功法，几乎每个的动作都要提阴窍，张伯端说阴窍"得之者身体康强，容颜返壮"，而且，经常接通阴窍能令人果决、威武、有魄力，并让人心地清净、飘逸豁达。

阴窍的位置在大小二便前七后三的地方，也就是人体上下纵线的下端出口，一般人阴窍的部位原本都是空荡荡的，找不到位置，但只须用意念控制会阴肌肉用点力气往上提，一提一放，练一段时间之后就会出现一个铜钱大小的阴窍，等到它成为一个点时，只要往上一提，就能接通阴窍而连通地电。在接通阴窍的初期，跳电的感觉非常明显。阴窍亦称十二圆觉，连通地支十二龙脉，与灵台连通十天干光电互为呼应。练阴窍有特殊的功法，最好由专人指导。武术家扎马步能够开启阴窍，一般而言，阴窍需要一段相当长的时间锻炼才可以达到随意灵活运用的地步。

前列腺又名摄护腺，根据统计，50岁以上的男性约有30%～40%患有前列腺肥大的症状，70岁之后增至60%～70%，美国每年有4万人死于前列腺癌，前列腺肥大造成频尿、夜尿、小便困难等现象，令人非常困扰。常练阴窍，可以减低罹患此症的机会，在日常生活中有一项动作可以锻炼前列腺，那就是"夹紧屁股上楼梯"，常练多多少少有点帮助。

另一方面，我们把阴窍练灵活，又把中线打通了，在"活子时"之际就可以提阴窍去会灵台，这叫作还精补脑，可以补充头脑的能量。即使到了七八十岁，记忆力依旧很强，也不会老年痴呆，古时候有道的隐者年纪虽高，却仍耳聪目明，头脑都还很灵光，可以佐国任事。

我在留言板上提到阴窍时，一位网友问了一个非常奥妙的问题，他问："女人没有前列腺，如何练阴窍呀？"自古以来，大部分的道书都在谈"男丹"，亦即在谈男人如何练功，谈女丹的人很少，女人的身体构造跟男人不同，所以有一些女人专属的特殊修炼方法。网友问的这个问题，就是翻遍贺龙骧编的《女丹合编》也找不到答案。其实，女人的阴道即等于男人的阴窍，当女人在控制阴道周围的肌肉时，就能产生与男子阴窍相同的功能。在大门派里也常有女侠、女眷练功，这是她们练功时亲身体会出来的。因此，有些练功心法，流传久远的门派才知道，其他任何地方都找不到。就像有人说督脉是走脊椎两旁，有的人则说是走脊椎外侧，也有人说是走脊椎中心，但应以练功人的亲身体验为准。

宋代的俞琰说："若无药而行火候，则虚阳上攻，适是自焚其身也。"练功初期不断地吸气入丹田不予控制，会引火自焚，这也叫作"猛火煮空铛"，比喻为用烈火煮空锅子，有虚火上炎之患，会造成头昏、目赤、嘴破、全身燥热等现象，因此道家有所谓"止火"之法。《性命法诀明指》说："止火者，是不行吸呼之气也。"停止利用呼吸将后天气带入丹田，单纯只用心意就是止火。另一个止火的方法，就是要常练阴窍，吸取元阴真水，并导气下行。

除了炼气不得要领会上火之外，一般民众过度劳累、熬夜玩乐，也有很多人患有火旺的毛病，而且体质酸化严重。一位朋友多年来每当一吃肉类、海鲜，很短时间内就会出现嘴破的现象，痛苦万分，逼得他只能吃青菜。我教他练"倒补天"（倒立）的功夫调整血气，但他听我谈过火气上升的原理之后，没想到自己发挥创意，居然设计出"狗趴式"功法：跪在床上，头部着地，只有屁股撅得老高，然后肚子用劲，体内的火气借由放屁而不断排出，练了几次之后，上火的毛病竟然不药而愈，往后吃什么都没再发生问题。他兴高采烈地跑来告诉我他的发明，我听了差点没有笑倒在地，可见练气功法皆有其物理原理，明白原理之后甚至可以自创功法。

精气因为含有火气，火性上腾，要它乖乖留在丹田很不容易，必须修炼导气下行，并利用"住气"的功夫，或扎马步以打开腿脚气脉及涌泉穴，或旋转带脉以限制火气上行，或以气海的下缘与阴窍互相吸引，行住坐卧都不放开成为习惯，让气乖乖地留在丹田，气才不致上腾乱窜。这个心法对练武的人特别重要，因为武术家的丹田气又大又强，更难掌控；一般炼气的人如果没有人指导，发现有上火的现象时，就不要再吸气到丹田了，只须若有若无地意守丹田就好。

一般人的身体也经常会累积过多静电，但现代人穿的鞋子大都是人造鞋底，导电性能极差；而且大家都住高楼，活动环境也都铺上水泥柏油，脚底和土地接触的机会极少，身体静电无法释放入地，将导致失眠、免疫力下降、提早老化等现象。

炼精必须动静调和

我们再重提一次《庄子·刻意篇》的说法："吹呴呼吸，吐故纳新，熊经鸟伸，为寿而已；此道引之士，养形之人，彭祖寿考者之所好也。"在炼气化精的阶段，因为主要的功法是呼吸吐纳，在呼吸之间，经由一吸一斥、一升一降、一开一合的阴阳相对运动，累积集结在丹田里的气便因锻炼逐渐产生变化。这时，我们就可以采用导引的动作，引导丹田里的精气沿着气脉散布到筋骨皮肉、五脏六腑以至于全身。因此，炼气的初步功夫，就是利用呼吸吐纳加上肢体动作的导引，一方面炼气，一方面强壮筋骨、皮肉，这就是庄子所说的"养形"。

我们从已出土的历代泥偶常会看到各式各样的练功姿态，这是几千年来人们共通的练习气功的方式，因为动才能通气散滞，活络血脉，而呼吸吐纳吸进来的元阳充满动能、热能，也必须利用劳动、运动消耗其能量，发汗散热，并将气散布全身，以强健筋骨；如果光是劳动而不炼气，身体就容易亏损而衰弱；如果光练呼吸吐纳而不活动，则容易上火。

修道家云："无气莫打坐，没有麦子空推磨。"这句话指出打坐也是需要材料的，必须有气以后才能打坐，现代人大都一开始就由打坐入手，古人是不鼓励这种做法的。古人认为无气打坐等于"空转"，弊病相当多。有许多人受到武侠小说、电影的影响，练了几天功夫，便急于打通任督两脉，希望一夕之间就变成大侠；还有不少人自行用心电去绕行周天，这更是炼气的一大禁忌，因为心属火，用心电干烧线路将产生很多弊端，用心电守窍甚至会把穴道烧成一个硬块。

炼气化精的方法是"动静兼修"，开始以导引配合呼吸，如果每天练功，经过三个多月之后，丹田中气团已经形成，就可以兼练静坐。导引是让精气流通、散布，静坐是让精气聚集、转化，经过百日筑基之后，吸气入丹田的路线已经形成，身上的气脉也逐渐可以行气，这时候以静坐"存"气，以导引"行"气，动静配合，才是正确的练习气功的方法。

白居易也练气功，他在《动静交相养赋》一书中说："天地有常道，万物有常性。道不可以终静，济之以动；性不可以终动，济之以静。"炼气化精是练功的第一步，必须遵行这个道理。炼气动静调和，形气两利，光静不动或光动不静，炼气将事倍功半。尤其不可只静不动，否则久而久之必导致气血停滞，百病丛生。如果你参加了静坐课程，最好还要另外配合导引方法或运动，才能相得益彰。

《吕氏春秋·尽数篇》说："流水不腐，户枢不蝼，动也。形气亦然，形不动则精不流，精不流则气郁。"流水、门槛因为常动才不致生虫，同样，人要常动气血才不会停滞阻塞。但光是动也不行，必须以静的方式聚集、储存能量，以备身体不时之需。

炼气动静调和主要功法是"形静心动""心静气动"，静坐的时候，虽然身形不动，但是体内的气在流动、在炼化；打太极拳时，身形在动，但内在必须心平气和，气机才能运转顺畅。功夫越高的人，定力也就越高，在肢体有所动作的时候，脸不红，气不喘；定力高则"疾雷破山而不惊，白刃交前而不惧"，在外界的任何变化、惊吓之下，或逢巨大消息变故，都不致造成心电的异常波动以及气机紊乱；定力高，气就不容易散乱耗失。许多人精神无法集中，即因心事多，心浮气躁，以致定力不佳。

炼气化精的功法

导引的主要目的在于行气，动作只是指引行气的走向。各门各派的导引功法很多，打太极拳即有很好的导引效果，因为走拳动作缓慢，所以在打拳时很容易专注呼吸；而且拳架姿势低，也符合导气下行的原理。太极拳为内家拳，高手打拳在招式收放之间都有强大的能量运转。武术家有专为炼气而设计的功法，例如"左右升降式""龟鹤神功""天鹅抱卵功"等，但这些功法都包含了很多诀窍，而且依个人智慧、体质、心性的不同，在修炼的过程中会发生不同的变化。因此，在这个"筑基"阶段，师父的指导非常重要，否则气练歪了、练偏了自己都不知道，一旦变成惯性错误，往后的功夫就越练越糟。

自古以来，中国各名山大派大都是以武入道，都有独门的练气功法。举例而言，梅花门的练气功法是"龟鹤神功"，龟鹤都是长寿的动物，"龟鹤神功"里的龟形是用来练任脉，寓涵冬眠储气之势；鹤形是用来练督脉，寓涵一飞冲天之势。这套功夫已流传上千年，完整的"龟鹤神功"功法，其心法诀窍多达一百多个，非常深奥，须有明师指导才能入门。

隋朝的智𫖮和尚在《修习止观坐禅法要》中提到，禅修中会出现痛、痒、冷、暖、轻、重、涩、滑八种感觉，叫作"八触"。在炼气初期，也会产生八触的现象，"痛"表示气通不过，"痒"表示气走皮肤或正在排毒，"冷、暖"表示气的阴阳水火偏盛，"轻、重"表示气进入身体是否顺利，"涩、滑"表示行气的通畅程度。

在八触里面，就数"痛"最让人伤脑筋，痛表示气逢阻塞，有些痛点练一段时间之后会自动消失，但某些部位的痛点可能就要花很长一段时间整治。尤其是胸腔，在人体所有的部位里面，胸部的腺体、气脉、穴道最早衰退阻塞，因为胸部为肋骨所覆盖，无法施加外力锻炼，所以痛个两三年也是常有的事。我练功时，胸部、背部就足足痛了三年；而且在这段时间内，胸部变得非常敏感，凡是去过电影院、资讯展等场所，由于现场空气污浊，胸腔必定会难受两三天。遇到这种情形，就要用"闭气攻病"的方式，将丹田气循着督脉提到夹脊，然后顺时针转动夹脊，一寸一寸地往胸部的每个角落推进，将气脉、穴窍中的浊气外排。"通则不痛，痛则不通"，在炼气的过程中，一旦发生不通的情形，自己要想办法克服，自古以来也有许多炼气者留下心得，针对不同状况的阻塞提出解决的办法。

炼气化精有什么征候呢？《乐育堂语录》说："修士必于打坐时调其呼吸，顺其自然，一出一入，不疾不徐，如此调息虽属凡息，然亦是自在真火。似此烹炼一番，得那后天有形之精，忽然化为元精，到得丹田有氤氲活动之气现象，即是化精之候。"意指丹田里的气必须经过长时间的调息锻炼，一直到觉得丹田"有物"，甚至会动、会拉扯时，就是化精的现象。

炼气化精的运作部位在丹田，练丹田气正统功法步骤是：气到丹田→气满丹田→气壮丹田。上文已谈到气到丹田的方法，接下来是气满丹田的阶段，就要利用拍打、撞击的方法震动丹田，把丹田的容积撑得比一般人大数倍；至于气壮丹田，则是要把丹田增压到一般人的数倍，使其密度越来越高，气不断地往气海中心集中，逐渐汇集一个能量团，这个能量团即所谓的"丹田气"。一般而言，唯有以武入道者才会将锻炼丹田气的整个流程练完，大部分的人都只练到"气到丹田"而已。

练丹田气有一个最辛苦的步骤——闭气，正统功法练功初期一口气先闭 13 秒，功夫进步了再改为 17 秒，再进步再改，最高是一口气闭 21 秒。为什么要闭 21 秒呢？因为经过实验得知，试管里的静脉血注进氧气之后，轻轻摇动，经过 21 秒钟时静脉血转为鲜红，显示氧气与血液在 21 秒的时间内能够充分融合。因此，练功闭气 21 秒不但能让氧气与血液完全混合，丹田里的血和气也能经由阴阳交融作用使血液气化。如再利用功法使穴道旋转，便能大大提高丹田的密度，产生很强的腹压将精气送往全身气脉。

同时，由于闭气的效应，身体含氧、含气量急速提升，会产生很高的温度，也会大量流汗。在练这个阶段的功夫时，地上的汗水经常要用拖把来拖，而且汗水的味道又酸又臭，显示积藏在筋骨皮肉中的污秽都被冲洗出来。

但是，唐代以来有不少人反对闭气，如《王说山人服气新诀》《张果老服气法》《胎息精微论》等书都持反对态度，认为强行闭气，易致疮疖等疾，道理是不错的，但是闭气如果佐以能让我们流汗、排浊的功法，就不致产生那些疾病。

在"气功留言板"上，我提供给网友练习的一些简单功法有时候也要闭气，我将标准降得很低，一口气才闭 7 秒，结果还是有网友向我抱怨，说他练一两口就快喘不过气了，简直快死掉了，我只好教他闭 5 秒就好，总不能降到 3 秒吧？闭 3 秒一点火力都没有，有闭气跟没闭气一样，由此可见，闭气是很辛苦的。但是，练丹田气不闭气，功夫便无法成长。明朝《嵩山太无先生气经》所记载的炼气诀，教人在闭气难耐的时候可以停下来喘气，一般人可以采用这种练法，但正统功法在一呼一吸之间是不能中断的，呼吸中断功夫就不容易进步，半途喘气就好比在蒸包子时，你不断地掀开蒸笼盖，包子就不容易熟。

一般人平常呼吸的换氧率都很低，不超过 1/5，但练功时，每次呼吸都经过一二十秒的闭气，不仅可以提高换氧率达数倍，使我们体内的蛋白质、脂肪得以充分燃烧，不致产生乳酸堆积而变成酸性体质，还可以提高身体代谢效率，减少生病的机会；而且身体充分含氧，厌氧性的癌细胞也不容易滋生。更何况，闭气练功时，身体所产生的热度动辄超过39℃，而癌细胞在38.5℃就难以存活。

关于丹田气的机制和功能，道书、丹家鲜少提及，原因是建立丹田气非常辛苦，俗话说："有意练功，无意成功。"练功要有坚强的毅力，持之以恒，终有一天在无意之间将功夫练成。一般而言，只有武术气功的心法才能将丹田气建构得紧密而稳定，符合《内经》所说的"阳密乃固"的标准。而且，必须时常照顾丹田气，否则会上浮散乱或"阴阳离决"，所以制气、住气又成为令人费尽心思的一大难题。

柳华阳在《金仙证论》中说："静为元炁，动为元精。"丹田中的气，有精也有炁，在炼气时以动静作为用精、用炁的区别。练出丹田气之后，如果光用心电去催动它，顶多能输出30%的能量，绝大部分的能量必须靠导引、打拳、运动等肢体活动将元精布满全身。换句话说，要运用元精就必须动，身躯肢体用力，丹田气就会往用力的部位流动供应，肢体活动不懈，才能长保身体强健。

建立丹田气，就好比在体内自备发电机、充气机一样，它随时都可以运转，让气血在四肢百骸、五脏六腑之间顺畅流动；我们平常如果感觉体能衰退，身上污浊，就可启动丹田气贯注全身，很快就能达到恢复体能、排除浊气的效果。医学界一直在寻找永葆青春、健康的秘诀，实际上，锻炼丹田气所能发挥的功用非常大。

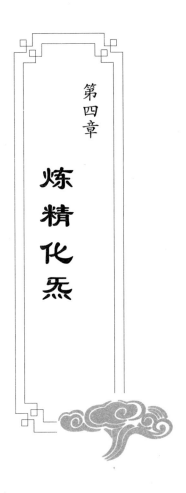

第四章

炼精化炁

炼精化炁的原理

谈完炼气化精之后，接下来谈炼精化炁。练习气功能不能够得炁，是整个炼气过程中的一个大关卡，好比鲤鱼跃龙门，越过这个关卡，才能真正碰触到气功的核心。

《性命圭旨》云："道也者，果何谓也？一言以定之，炁也。"说得明白些，道就是炁，得炁这个境界被道家称为"得道"，这个名词中的道是比较狭义的，并非指宇宙本体的道，证入宇宙本体称为"成道"。古人说："久坐必有禅。""有禅"也就是得炁的意思，僧人禅修得炁，古人也称之为"得道高僧"，如果硬要加以区别，禅修得炁何不称为"得禅"？

近代修佛的人还创造了一个词语叫"法喜充满"，一般将之解释为"身体轻安而生欢喜心"，其实，充满表示灌注、输入之意，而且既然称为"法喜"，就不是指凡人的欢喜心，法喜应解释为"得到法的能量而心生喜悦"。我猜测，也许这是从前一位僧人静坐得炁之后进入气功态时的感觉，因而创造了这个词语，后人延用时并不明白其中真意。

古人的丹田跟现代人没什么两样，经常呼吸吐纳吸气到丹田，同样会发热、上火，气字从气、从米，表示气是由空气和营养结合而产生的，经过特定的方法锻炼之后，气发生变化，气中的火气不见了，所以古人将它称为炁，炁从旡、从火，这是一个会意字，意指没有火气的气。修道家每日最少要打坐几个时辰，进入紧要阶段则是"小静一日，中静三日，大静七日"，闭关长达几个月甚至几年，如果用含有火气的气，岂不是引火焚身，怎么受得了？当然是要用无火的炁。

宋明理学家半天读书半天静坐，其原理跟修道家又不一样，理学家静坐基本上是《大学》"定静安虑得"的延伸，类似现代人的松静静坐，或者直接坐忘，没有从呼吸吐纳、导引等基础功夫练起，也无行气守窍，不懂排浊纳清，因此自古极少出现理学家"超凡入圣"记载。

精在什么情况下会变成炁呢？黄元吉在《乐育堂语录》中说："以呼吸神火烧灼元精于丹田之中，久之，火力到时则变化生炁，神妙出焉。"长时间锻炼丹田中的元精，火候到了元精就会"神妙出焉"而化炁。黄元吉又说："以神为主宰，以息吹嘘，不久那丹田中忽有一股氤氲之气，蓬勃之机从下元涌起，渐至于身体，始犹似有似无，不大有力；久者浩然气畅，至大至刚，有充塞天地之状。自亦不知此气从何而始，从何而终，此即精化炁时也。"以上两段话很明白地指出，元精产生以后，将它守在丹田，借助呼吸的烹炼，久而久之即会产出炁来，炁的产生是从无到有，从小到大，修道家称这个过程为"炼矿成金"，也就是从人呼吸的凡气中炼出一点真气来，好像用红炉火将矿石炼出真金一样。

炁刚出现时很微弱，孟子称之为"平旦之气"，但是它会越养越强，这就是孟子说的"吾善养吾浩然之气"，这浩然之气可以直养而无害，与文天祥所说的"于人曰浩然，沛乎塞苍冥"的天地正气为同一性质。为什么孟子说浩然之气直养而无害？因为炁是磁场、能场，不管能量多高，都不会伤身；但精气过盛时就会伤人，所以我们可以断定孟子所说的气，应该是炁才正确。

上文提到，我们吸气进入丹田，经过累积、锻炼之后，元阳就会形成一个能量团，长期守着这个能量团，它就会不断向中心集中而提高密度，分子之间开始相互激荡而产生变化；同时借由腹部与背后的膨胀与收缩，前阴后阳穴道一开一合相吸相斥，能量团逐渐出现旋涡旋转而产生磁场，这就是炼精化炁的基本原理。

孟子说："志者，气之帅也。"这里所指的气能听命于我们的意志，所以这种气应该写作"炁"，跟后天气的成分不一样，因为后天精气是由心控制的，而炁是由意控制的。炼精所产生的炁，其成分及功能近似磁场，当然它还包含许多其他的元素，古人没有磁场、能场的观念，一律把它通称为"气"，其实应该是"炁"才对。《入药镜》中"先天炁，后天气"就明确地将气划分为两种，磁场是没有热量的，练习所产生的磁场若要以古代的名词来描写，应该用没有热量的"炁"才正确。基本上，我们在读古道书时，将"气"字全部改为"炁"字就差不到哪里去，因为前辈修道家谈的大都是先天气，很少人在谈后天气。

"炁"这个字用得最正确的，应数伍冲虚《天仙正理直论》

这部书，书中说，"无中恍惚，若有一炁，是名道炁，亦名先天炁"。又说，"所以长生者以炁，所以神通者以神"。伍冲虚这些话已道出能量层级的观念。此外，丘处机所创的龙门派，其后期的传人也都用炁这个字，龙门派的经典在描写修道进程时都写的是"炼精化炁，炼炁化神"。炁与后天气不同，已属高层能量，用炁来布满全身或者用来绕行周天，都不会上火，所以，"炼精化炁"这个说法应该是毋庸置疑的，不该写作"炼精化气"。

张三丰作的《无根树》丹词中，说人身生于气，而气生于虚无之境，像一棵无根树。本来，树都是先往下长，根深入地里，再生出树干，然后长出枝叶往天空伸展，但是人的神经系统总枢纽在脑部，脑部是根，以脊椎为主干向下分枝，恰似一棵倒着生长的树，故曰"无根树"，其能量来自天上，与世间万物的生长法则恰好相反，所以《丹经》说"顺为凡，逆为仙，只在中间颠倒颠"。炼气修道就是要反其道而行，人从出生到死亡是物质界的规律，如果违反这个规律，逆行返回到出生前的本来面目，即进入永恒的世界。

《张三丰先生全集·道言浅近说》云："凡丹旨中有先天气、真气、元气，皆是阴阳鼎中生出来的，皆是杳冥昏默后产出来的。"丹田就是阴阳鼎，所以丹田产出来的"炁"，也就是先天气、真气、元气，这都是同义异名，《无根树》里所指的气，就是这种炁。基本上，存在人身体内的能量称为气、精、炁、神，在这些能量之上各加上一个"元"字成为元气、元精、元炁、元神，就是指天地间的能量，这种分法可让我们在论道时易于分辨及了解。

炼精化炁用意不用心

炼精与炼炁必须运用不同的意识层次，这是现代人最难以理解的一个基础理论，甚至古代的不少修道家也缺乏这个观念。但是，如果不把这个原理厘清，在练功过程中发生的许多现象便无法解释。

在进行最初步的炼气化精时，我们是用心将后天气之中的元阳带进丹田，但进入炼精化炁的阶段，就不能用心了，用心将造成火气过旺。炁之字义即为无火，而心属火，所以伏炁不能用心，而须用意。换言之，心不是炁的意识主宰，意才是炁的主宰，所以《胎息经注》说："意是炁马，行止相随。"即表示意可以领炁，意之所之，炁必相随，孟子也说"夫志至焉，气（炁）次焉"。

关于"意"这个意识层级，有几个古代高真也曾讨论过，张三丰《大道论》说："意者何？即元神外之用也，非元神外又有一意也。"伍冲虚《仙佛合宗语录》也说："元神、真意，本一物也。"但这种论法我认为不妥，意就是意，神就是神，岂可混淆？其中的不尽合理之处，黄元吉也发现了一些蹊跷，他在《乐育堂语录》中说："静则为元神，动则为真意。"前文说过，元神的主宰应该是性，性是纯然的静；但是意却是"似动非动，似静非静"，意是用来守窍行气的，守窍行气的动作就非全然为静。动与静属于不同的意识层次，掌控的能量也不同，将神与意视为一物，道理上是说不通的。

心是后天识神，只能用来控制元阳与元精，而且用心所产生的是武火，武火过于猛烈，不能用来炼炁，炼精化炁要用文火，才能长期熏蒸温养，文火就是用意，心和意是不同的。我们平常的修炼用语"心想事成""意想天开"，绝不可以把它颠倒过来说成"意想事成""心想天开"，因为用心想和用意想采用的是不同的意识层次。用心想，想的是凡间事；用意想，是在与天沟通。练功凡是运用到"若有若无""不即不离"的心法时，就是在用意，而不是在用心。心在身前，意在身后，两者处于对应位置，心、意是两种不同的意识主宰，丹书中很少说明这个道理，必须功夫到达某个境界之后，才能体会两者的不同。

心与意之不同，我们再通过如下现象加以说明。《乐育堂语录》说："有为而为者，识神也；无为而为者，元神也。识神用事，元神退听；元神作主，识神悉化为元神。"这里说的元神，应该是意才对，心和意各管各的，心和意不能同时使用，用意时就不能用心，用心时意就消失，所以叫作"识神用事，元神退听"。有些人在静坐时本来全身充满气感，可是一经受到打扰，或者心念一动，气感就散失退藏，其原因在此。元代清虚道人辑录的《五篇灵文》说："身心无为，而神炁自然有所为。"意思也是说在全身放松、不用心时，才由无为的意接管，神炁才会起作用。

第四章　炼精化炁

这里便凸显了一个很重要的观念：在气、精、炁、神各种能量之间，必有一个"屏障"加以区隔，要指挥不同的能量，必须切换意识，才能跨越能量与能量之间的屏障。因为后天气与先天气的能量层级不同，因而必须采用不同的用事主宰意识，所以炼炁时必须用意，不可动心。

由于炼炁时身心不可动，所以要选择僻静之处静坐，避免打扰，这就是《张三丰大道指要》所说的"炼己于尘俗，养气于山林"。宋金时期，中国北方民间修道风气盛行，由于修炼在入定及出神两阶段不能惊动，必须道伴守护，因而形成许多小规模的修道团体。修道的四大要件为法、财、侣、地，其中的"侣"字即因相互护持的需要。

武术家在此阶段的练功目的又与修道家不同，修道家的目的单纯在提升能量及意识的层次，武术家除此之外，则还要通脉布气，增强内力。武术家练的是丹田混元气，在练武、对敌时用精偏多，因为需要利用精的动力；反之，静坐、守窍时则是用炁偏多，因为开通穴道、行气走脉时精炁混用，只需少许的精气。武术家与修道家所用的心法也有很大的差别，修道家凝神守窍、河车搬运，但武术家重在与天地能量的相应及连通，采天地能量据为己用以增加威力，武林秘籍之所以宝贵，即因增强能量的武功心法极为难得。

在炼气修道的过程中，因为所运用的材料不同，所以用事的意识主宰也不同，就以道家的炼气公式而言，材料变化的程序是气→精→炁→神，而用事意识主宰的进程是心→意→性，主宰为什么少一样呢？因为整个炼化过程只有三个步骤：炼气化精→炼精化炁→炼炁化神，所以用事的主宰也只有三样，至于最后炼神还虚的步骤，则已进入纯然信息的境界了。

采药与火候控制

在炼精化炁的阶段，到底要不要配合呼吸呢？还是需要的，但此时所配合的呼吸与炼气化精时所用的方法不同，《乐育堂语录》说："一阳初动之始，切不可加以猛烹急炼，惟以微微外呼吸招摄之足矣。"这句话就明确指出炼精化炁时呼吸搭配的要领，"微微外呼吸招摄"就是不可再用心将元阳带入丹田，因为怕火气过大。《悟真篇》也说："受气之初容易得，抽添运火却防危。"指出在这个阶段要懂得气的调节，用火过多会发生危险。

炼气修道，火候的控制非常重要，就像烹调一样，同样的食材，能不能够炒出一盘色、香、味俱全的菜，端赖火候是否控制得宜。自古以来就有"圣人传药不传火"的说法，火候共分为十八种，相当复杂。修道家都把火候控制的心法列为最高机密，口耳相传，不轻易向外人道破。

如果将火候的运用化繁为简，可以遵循《性命圭旨》所说的原则"念不可起，念起则火燥；意不可散，意散则火冷"。此时静坐要一念不起，一意不散，呼吸要缓慢细长，这就是老子所说的"绵绵若存"。说明白一点，炼精化炁不必以心领气下行，因

第四章 炼精化炁

为心引进来的是充满火气的后天气，并不是炼炁的材料。

在这个时候进入丹田里的材料还牵涉到"采药"的问题，这里头的学问最大，诀窍最多。"药"这个字，在道书中很难找到明确的定义，部分道家将之解释为"无形元气"。我认为，药物应该可称为"灵体的构成材料"。其理为何？父亲的精子与母亲的卵子结合，是三维空间物质的阴阳交媾，会孕生一个婴儿；采药的原理也是阴阳交媾，但不会孕生肉体，故应为灵体。

全真龙门派始祖丘处机在《大丹直指》中说："龙虎交媾，便是药物，一才有药，如母有胎。"这个阶段，丹田里的阴阳搭配很重要，牵涉到修道的成败，自古以来，道书长篇大论所谈的龙虎、铅汞、坎离、水火等等，都是在讨论这个问题。至于采药的方法，明代赵台鼎在《脉望》中说："以炁摄精谓之药。"因为精为龙虎交媾所生，这个说法跟丘处机的观点相同。正统传承的功法，采药要讲究时辰、节气、方位等条件，药物太老也不行，太嫩也不行；还有些修道家认为采药时必须"止火"，也就是不行呼吸之气，因为呼吸之气有振动精炁之患，所以只能用意微微升降。

修道家认为采药的最佳的时机在"子时"，《大丹直指》说："采药之法，人多以子时肾气发生，午时心液降下之际行功。"子时又分"正子时"及"活子时"，夜晚子时一阳来复，叫作正子时；而一日内无论何时，阳物自然挺举之际，叫作活子时，这两种情况都是采药归炉的好时机。但是，男人修道有子时，女人修道又当如何？其实，不论男女，只要下丹田"静中才一动"，有元气发生的信号，皆是活子时，这时候息气凝神，轻轻提动阴窍会合丹田，以阴吸阳，然后丹田顺时针旋转几圈，气就归炉了。

基本上，要先练"内药"，才能采"外药"。《乐育堂语录》说："必内药有形，外药可得而采。内药，吾身之元气也；外药，即太虚中之元气也。"这段话很明白地指出，我们要先在丹田里面产生炁的种子，炁能引炁，才能招摄天地间的先天气进入丹田，即如《大集经》所云："盗得天地灵阳归还于我形身之内。"换成现代用语，就是自己要先建立磁场，才能与天地磁场相应，从而将天地磁场引入体内。若以科学的角度而言，修道家经过意识的锻炼，将脑波的频谱调整成为宇宙波的频谱，两者便能产生同步共振作用，将天地能量引入体内。

基本上，药物的成分为真阴真阳，《五篇灵文》说采药要诀在于"神守玄宫，意迎牝府"，指的是心神守丹田能带来真阳（真火），意守阴窍能带来真阴（真水），真阳真阴一起归入丹田是为药物；又有另一派的说法，柳华阳认为采药须用武火，以舐、吸、撮、闭四字诀导引入丹田，让"药物归炉"，这个观点与其他派别认为"身心不动为采药"的说法大相径庭。

如何进行温养功夫

《性命圭旨》说："精化炁者，由身之不动也。"《性命法诀明指》也说："精炁本是一物，在炼精时真炁就在元精内，因辨其动与不动，而二其名耳。"以上举出两位修道家的说法，意在说明动炼精、静炼炁的基本不同之处。易言之，动为心，炼精用心；静为意，炼炁用意。对于气、精、炁、神四种炼气材料的区别，这里有一个简单的二分法：气、精会让身体动；炁、神不会让身体动。但是，这不是死板的分法，四种材料可以根据需要而调配混用。

炼精化炁这个阶段要采用静坐的方式修炼，身心皆不可动，因为身体一动，心也跟着动，炁就会退藏。我们在前文已谈过，不同能量要使用不同意识运作的道理。明代万尚父在《听心斋客问》云："常守真息……上至泥丸，下至命门，周流不已，神炁无一刻之不聚，此之谓温养。"温养也分阶段，万尚父这段话指的是较高阶段的炼气心法，但我们现在要谈的温养是指"意守丹田"的养炁功夫，层次不同。

许多人练习气功练了很久，除了身体比较健康之外，没什么其他感觉，"气"是什么东西也没有概念，那就是尚未"得气"（正确的说法应该是"得炁"），也就是古时候修道家所说的"得道"，修道的过程是学道→修道→得道→成道。人为假，道为真，得不得道，是能不能被称为"道人"的一个分水岭。要想得炁，温养就是最重要的一步功夫。

采药之后，用意将精气摄归于下丹田之中，加以看守，令其积聚增长，这就是《悟真篇》所说的"送归土金牢固封"，将气牢牢地封在丹田，意指这时候要长期意守温养，静待其变化，不使精气摇荡飞散。

道家真气

《难经》注云："丹田，性命之本，道士思神，比丘坐禅，皆聚真炁于脐下……"守窍的用意在活化穴窍，使其产生采气、聚气、炼气的功能，人体能量的运作方式其实都是相同的，道家、佛家修炼的方法都是意守丹田。《听心斋客问》说："二气酝酿交媾为神炁之府，即此便是一窍。"阴阳二气在丹田里交媾之后再加以温养，便会产生神炁，丹田也叫"坤炉"。《五篇灵文》云："纯阴用火，谓凝神下照坤宫，杳杳冥冥而得真炁发生……"凝神下照坤宫就是意守丹田，丹田守久了真炁就在虚无缥缈、不知不觉的情况下产生，以上各家的言论都明白地指出，炼精化炁这一阶段的最重要功课就在于长期意守丹田，进行温养功夫。

意守丹田的正确方法为何？王重阳说："安神定息，任其自然。"《五篇灵文》说："却先天至阳之炁发现，别无他术，只是一静之功夫耳！"虽说一静，但还是要讲求功法，"守"是一种意念的运作，它就不可能纯然为"静"，守丹田的方法还是以《乐育堂语录》说的"不即不离，勿忘勿助"最为简单明了，意思是不能守太紧，但是也不能片刻离开，守太紧上火，忘了守则火冷，因此火候的拿捏非常重要。

温养最需要清净，现代人生活繁忙，居住环境喧闹嘈杂，因此在这一阶段很难克尽其功。温养也叫烹炼，它需要很长一段时间，就像炖鸡汤一样，要用文火慢炖，所以《乐育堂语录》教我们的方法是："一心意守下丹田，下丹田如有气动感时，仍以一念收摄，不许它纷驰散乱；如无气动感时，仍坚持凝神调息。"这里所说的"气动感"，是因为丹田长久聚气之后，会产生一个能量团，这个能量团即道家所说的"一阳初动"，也就是丹田开始觉得"有物"，它会运动，让人产生气动感，并能与天地间的震波相应而发生震动；有些人丹田守久了，还会突然见到丹田处有如放烟火一般，夹杂着爆炸声，产生"丹爆"的现象。不论丹田发生什么情况，只要静静地守着即可。不但丹田中的能量团会动，丹田气旋转时还会出现一个八卦，在八卦定位之前，两个五行相冲的卦位会出现相互拉扯的现象，好像女子怀胎时的胎动，这时仍然要坚持意守不放，静待精化为炁。

丹田是空荡荡的，守起来不容易锁定目标，丹书说丹田在脐下一寸三分，其实那个位置是"关元穴"，意守丹田即是意守关元穴，守一点才有焦距，等练成混元气之后，才有能力守一整片。

精为什么守久了会化炁呢？那是因为我们把众多的阴阳粒子聚在一起，用文火长期温养，会使阴阳粒子因内聚交媾而产生变化；关元穴属阴，它的对应穴道是背后属阳的真炁穴，一阴一阳两个穴道相吸相斥，就会产生磁场；而且，《性命圭旨》说："凝定气穴，常要回光内照，照顾不离，则自然旋转。"意守日久，丹田就会以关元穴为中心开始旋转，就像马达阴阳两极旋转发电的原理一样，久而久之，气就会逐渐变成类属磁场的炁，这叫"气海运转"，旋之又旋，众妙之门，气海旋转久了就能得炁。

另一方面，武术家还有不同的练法。为了增加精气的强度和爆发力，武术家还利用"精关运转"的功法纯粹炼精，发动丹田气上提到胎元，向后打到命门，再下行经过真炁、仙骨、尾闾、阴窍回到丹田是为一圈。经常绕行精关能让骨盆一带充满劲力且运转灵活，并使其成为一个发力中心。

在这儿我们还要谈谈女丹——女子修道的方法，因为女子天性属阴，容易聚炁伏炁，所以修炼比男子成功更快。据道书记载，女子修道成就最高者应数金代的孙不二。孙不二原名富春氏，是王重阳的大弟子马丹阳之妻，王重阳想收她为徒，富春氏原本还爱夫恋家不肯修道，后来王重阳经常进入她的梦里用地狱的景象吓她，加上夫婿也极力劝说，终于将她度化。孙不二在长安"筑环堵修行"，砌一堵高墙把自己围起来修炼，得道后号"清净散人"，夫妇同为王重阳座下北七真弟子，两人经常在一起讨论九转丹法，这对神仙伴侣成为道林一大佳话。

《孙不二女丹诗注》一书中说："男子须三年做完者，女子一年即可赶到。"男子炁穴在丹田，女人炁穴在膻中，一般道家认为，女子若依男子以意守丹田，恐有导致血崩之虞，所以要用陈致虚《悟真篇注》所载的"太阴炼形法"，其中最重要的两个功法是守膻中及"斩赤龙"。斩赤龙就是要让月经停止，回复童体，但斩赤龙之后即不能怀孕生子。清代贺龙骧编成《女丹合编》一书，汇集了女丹功法的宝贵资料，显示自古以来妇女已建立独特的修行方法。

古代的女修道家除了孙不二之外，比较出名的还有东晋世称"南岳魏夫人"的魏华存，以及唐代的吴彩鸾、胡愔。但是孙不二所说的修道功法跟男子没什么不同，她也是主张用后天气下降丹田以诱取先天气。女丹修炼应该在经期停功，放松静养，至经血尽净即可练功。丹田气足时，男子有泄精过多之虑，这跟女子怕血崩的道理差不多，其实女子在练丹田气时不要过度挤压拍打即可。我曾看过一个老妇人，练了几年丹田气之后，"衰容返壮"，不但皱纹消失，而且皮肤白里透红，变得很年轻，这就是炼精之功。

现代妇女争相寻求玻尿酸、胎盘素及其他各种成分的保养品来美容，但这些保养品大都只有短暂的效果，身体的机能并没有改善。唯有炼气，皮肤才有自然的光泽，才能留住青春与健康。不过大部分的道书都说，女子修道之后，会"乳房缩平，女化男身"，现代女人看到这句话之后，大概是宁死也不肯学了。

柳华阳在《金仙证论》中说："精归源……当久以呼吸熏蒸，精方能化为炁。"这"久以熏蒸"的温养时间需要多久呢？三个月、半年、一年不等，因人而异，我自己则是守了半年，在这期间内行住坐卧都要守着它，片刻不能离开，"道不可须臾离也，离则非道也"。

古人认为入山修道，避开俗事的干扰才能清心练功，所以许多隐居山林的修道人自称"山人"。现代人一面工作，一面修道，如果不是一心向道、毅力坚强，实在很难达成这个任务。怎样才算温养顺利呢？标准是看有没有"得炁"。炁是一股能量流，得炁的人感觉很清楚，可由意念任意控制，但是没有得炁的人，任你说破嘴也无法体会，这就是为什么老子要大叹"道可道，非常道；名可名，非常名"的原因了。

古道家云："欲得长生，先须久视。"得炁之后，并不是从此就可以不练了，炁会减弱退转，久不练甚至会消失，但是得炁之后，如果精、炁同练，我们平常可照常工作，只要分点神看着它就好了，这就叫作"伏炁"。如果要使功力不断进步，最好还是要每天花一两个钟头专心练功。

守窍、开窍也分有好几个层次，即所谓的"旋外旋，旋内旋，旋中旋"，穴道在旋转时，气越集中，能量越高。守窍效果不佳时，可以利用"穴道对参法"加快穴道聚能效果。穴道都是一阴一阳对称的，比方说关元对真炁、胎元对命门、心窍对夹脊、玄关对灵台。所谓"对参"，就是用心意带动两个穴道的能量来回冲撞，就像钟摆一样，频率大约每秒一次，用对参的方法比较容易启动穴道，等穴道发动之后，即可开始温养。做温养功夫时不可守太紧，长久死守不放，会产生不治怪症，饭不熟尚可添火，饭烧焦则无可救药，所以陈撄宁认为温养"宁可不及，切勿太过"。总之，炼精化炁的要领就在于长期细心地控制温养的火候。

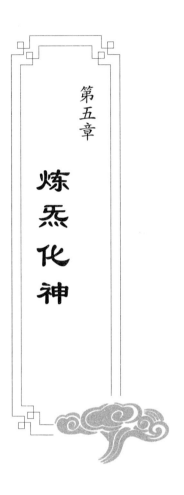

第五章

炼炁化神

神是什么

要谈炼炁化神，首先要明白"神"是什么，它的性质为何，功能为何？

因为在炼炁化神之后，接下来的最终阶段是炼神还虚，"还虚"这两个字表示"神"可以脱离我们的身体而进入虚空，返回宇宙本体。神已非阴阳可以拘来；有谓"圣人无命"，命理阴阳之术无法预测。道书里面经常提到有些修道家可以"出神入化""神游天下"，而且，《性命法诀明指》说："纯阳之神能生慧，自有六通之验矣。"天地之形成，清阳上升，浊阴下降，人为清阳、浊阴之合体，含阴愈多，层级愈低；反之含阳愈多，层级愈高。气功修炼到纯阳阶段，即能出现各种神通，其能力已超乎人类的经验范围。

庄子在《逍遥游》中提到有些修道家可以"乘云气，御飞龙，而游乎四海之外"。在大门派练功的徒弟，常在睡梦之中见到几百年前的师爷来帮忙开穴道，第二天醒来穴道还痛得要命，但是这种事情说给旁人听，必定被讥为疯子。

人类的身体属于三维空间的物质界，物质的基本结构是阴阳的结合，"神"若可以脱离物质界，它就不是阴阳的结合体，而是古代修道家所说的纯阳之气，是所谓的"先天一气（炁）"，道家称之为"黄芽"。

先天一气什么是呢？《孙不二女功内丹次第诗注》说："一气者，即先天阴阳未判之气，至于分阴分阳，两仪既立，则不得名为一气。"生命源于阴阳的交媾，是静的阴将动的阳包在里面，但这种结合有半衰期，到了一个期限它的结构会慢慢瓦解，它会循着成、住、坏、空的规则进行，这是自然界的规则。但修成先天一气就可脱离这个规则，进入能量不灭的境界，这就是修道的终极目标——成神成仙。

"神"既然不受三维空间的限制，它的运动方式就非人类可以想象，犹如蚂蚁是二度空间的生物，它们就无法想象三维空间生物的运动方式。我们所说的异次元空间的运动方式，亦即修道家所称的"妙"，老子在《道德经》说："常无欲，以观其妙；常有欲，以观其徼。""有欲"就是心意，心意还没有脱离阴阳，所以用来守窍；但是要观妙境，就必须停用心意而"无欲"，进入更高层的意识层次。呼吸也牵涉到阴阳，所以在进入"神"的范围时，也要抛开呼吸，进入胎息。总而言之，在"神"这一阶段，生命完全是由先天能量、信息在运作的。

在炼气化精的阶段，是用心伏气；在炼精化炁的阶段，是用意伏炁；经过层层修炼，气一步一步地提高层级，用事的意识主宰也相对一一改变，到了炼炁化神的阶段，既不能用心也不能用意，心、意须全部放开，也就是要完全入定，进入空无的境界，这时的意识就由性管辖。

《孙不二元君法语》胎息诗说："炁复通三岛（即上中下三丹田），神忘合太虚"，这句话是说炼炁时还要到上中下每一层的丹田里修炼，但一进入神的范围，便要全都忘却，意识、能量都脱离肉体，才能进入宇宙本体。因此，这时候的用事主宰应该是"性"，入定坐忘即是性主事，性属先天，儒家"存心养性"，佛家"明心见性"，道家"修心练性"，由心入性即是由后天返回先天，由凡躯成仙成佛。神仙也分许多层级，有人仙、地仙、天仙、大罗金仙，根据古书记载，自古以来也有不少修道家、禅修家即身成仙成佛的例子。

后天返回先天的途径

修道的目的在于由后天返回先天，要达到这个目标，最实际、最直接的办法就是找出原来"先天转后天"的入口，再循着老路的相反方向回去即可。

先天转后天的入口在哪里呢？父精母卵结合之后，在娘胎里最先成形的是肚脐，肚脐即是人身的原生点，也是先天转入后天的入口，从哪里来就从哪里回去，所以肚脐也是由后天返回先天的途径。有一回弟子问王重阳："如何是道？"王重阳回答："五行不到处，父母未生时。"他认为人是阴阳混杂之物，也就是由物质界的五行元素构成的，这种合成物"莫不有数"，亦即有其生存年限，只有练成纯阳之体，回到父母未生之时的原来面貌，才能与宇宙同体而进入永恒。"炁"是先天气，人身修炼出先天气之后，即可以与宇宙中同类频谱的能量相应共振，寻到返回先天的路径。

炼气修道，要懂得"次第功夫"，亦即要懂得"升阶"。进入炼炁化神的阶段必须"移炉换鼎"，也就是要离开炼命的大本营丹田，换个地方修炼，因为炼命与炼性的工厂是不一样的。这个新工厂在哪里呢？道家前辈说"前对脐轮后对肾，中间有个真金鼎"，即为锻炼神炁之处。

《乐育堂语录》说："惟炼离宫阴精，使之化气，复守肾间动气使之不漏，不知移炉换鼎向上做炼气化神功夫，虽丹田气满，可为长生不老人仙，然气未归神，神未伏气，有时念虑一起，神行气动，仍不免动淫生欲。故曰：修命不修性，犹如鉴容无宝镜。"这段话的含义是：丹田为炉，胎元为鼎，我们在丹田里炼出精、炁之后，虽然可以让我们长生不老，但这尚属于修命的范围。如果我们没有移到胎元修炼，把精、炁化成神，终究还是会受到凡心欲念的左右，所以要离开丹田移到肚脐修炼，才能炼炁化神，否则就像要整容时找不到镜子一样。

明代陈继儒《养生肤语》所说的"抱神以静，气气归脐"的练功心法，即是炼炁化神的要领，目的在于温养、开发生命的能源中心。肚脐原本是由性转命的据点，当然也是由命转性的据点。

第五章 炼炁化神

肚脐又名"胎元""神阙"，在母体时，婴儿的肚脐就具有吸收能量及营养的功用，而且能够运用胎息吸收天地的元气，所以婴儿的胎元尚属于性、命的综合领域。婴儿出胞断带之后，肚脐缩进去一寸三分，落在人身的正中之处，久而久之，它吸收先天气的能力就会逐渐退化。我们在炼气时意守肚脐，经过能量的温养，肚脐就会重新活化。肚脐聚能时会产生"脐波环"不断旋转，出现先天八卦，而其对应的背部命门则出现后天八卦，肚脐是阴阳媾和的生命原点，先天一气在这一点转成阴阳，所以要让阴阳再返回先天一气的状态，舍此别无他途。

《入药镜》王道渊注："先天炁者，乃元始祖炁也。此祖炁在人身天地之正中，生门死户……"所谓的"元始祖炁"也就是先天一气，它的位置在人身的正中之处；尹真人《寥阳殿问答篇》也说："脐轮之后一寸三分，真元落于此处，号曰天心，又名神炉，乃胎仙元命之根，是故又号天根。"这个生命的原生点又名规中、黄庭等，异名繁多，不胜枚举。清初名医冯兆张在《冯氏锦囊》也说："身中一窍，名曰玄牝，受气以生，实为神府，三元所聚，精神魂魄会于此穴，乃金丹还返之根，神仙凝结圣胎之地也。"以上这些言论都指明由肚脐进去这个穴窍最初是"受气以生"，但又是"金丹还返之根"，所以它是质能转换、人天接轨、超凡入圣之处。

我们在前文曾谈过"丹"的位置，现在我再将这个生命原生点的位置说得更清楚一点：其位置在"乾之下，坤之上，震之西，兑之东，坎离交媾之乡，一身之正中"，乾坤震兑就是东西南北四方的意思，所以它居于人身的正中心，这一身之正中，位置就在脐内一寸三分的地方。我们守窍时守这个地方，就会吸引四面八方的能量往此集中。晋朝道士苏玄朗活了三百余岁，他是详论内丹炼养的始祖，他所说的"还丹"，就是指人体中的"丹"聚能的现象，精气神还本归源，这就叫作"归根复命"。《玉清内丹宝箓·百窍说》云："人之一身，气宫三百八十四，脐中气穴，为三百八十四宫之主。"易言之，脐中进气，即是全身进气。以穴道的功能而言，灵台吸天的能量，阴窍吸地的能量，胎元则吸万物的能量。《清静经》云："人能常清静，天地悉皆归。"高人入静，天地日月山川的能量都会经由穴窍进入身体。

历代道书关于这个生命原点的论述非常多，但是用语都非常抽象，它的异名也有数十种，如果不明其中原理，读起来不免令人头晕眼花，丈二金刚摸不着头脑。道行较高的人，可以在人体中心看到一个纯能量的小光点，进入这个小光点，便可回到宇宙的本体源头。

因此，在练功时，"正位"的功夫非常重要。前文说过，天地万物皆由几何图形所构成，东西南北为四正，四正为罡，其中心点所汇集的能量叫作罡炁，这就叫作"十字路口出神仙"。我们要将身体内的四正去对应天地的四正，才能与天地能量共振。这就是为什么中华民族最崇尚一个"中"字，因为居中居正才能得正气。《参同契》云："坎离匡廓，运毂正轴。"人身中的坎离这条纵线，正是人身能量运转的轴，而脐中正是轴心。

道家把人身的丹田分为上丹、中丹、下丹，其实我们可以将脐中视为中心点，加上灵台、阴窍，将人身画成一个大丹田，把天地人的能量连通在一起。如果依照这个几何图形来看，三丹应在灵台、胎元、阴窍才对，是为人身的三个聚能中心，而非道书丹经所指的顶、心、脐，至于下丹田则为守窍修丹之前的炼气之处。

天地由几何图形构成的原理，已有人将之运用在医疗上，例如大金字塔为释放能量的强力几何结构。一位埃及政府部门管理建筑的官员花了25年研究"生物几何科学"，发现在"生物图记"上，每个点对应于个别器官，可改变其附近的能量场，就好像电流经电线一样。他使用五百余个几何图形或符号，为各种疾病提供"补足性治疗"。中国八卦的不同方位具有不同五行的能量，我认为，生物图记即是八卦几何图形的运用。

我因为肝、胆有些先天性的病症，在建立灵台到阴窍这条纵线时，被肝气吸引而稍微向右偏斜，长久以来，吸入的天电经常若有若无，后来经师长调整之后，穴道、线路才得以对正，能量便顺畅地源源而来。可见，几何图形的线条如果不对正，练功就会产生障碍，不能与天地能量相应，此即"因形定气，因气定位"的道理。我们将身上的线条摆正以后，寻找气的来路去路，感觉到气通了才能确定是正确的位置。因此，我们静坐时的姿势必须遵守"尾闾中正，腰直，胸涵，肩沉，颈直，头正"的原则，腰部绝不可倾斜，还要收下颚对准膻中，气才能顺利周流。

身体有病会干扰、牵引、消耗能量，并造成能量流向的偏差，这也是未修道必须先治病的原因。不论有没有练功，我们平日要尽量维持身体端正，最好不要驼背，如果你的颈背腰杆经常打直，自然可以导气流通；晚上睡觉睡垫也不可太软，枕头不可太高，以免睡觉时脊椎弯曲；此外，许多人在打电脑时姿势歪歪扭扭，尤其颈部容易折曲，阻碍血气通行，成为"肩颈症候群"一族，长此以往将影响健康及视力，并加速老化。

"丹"这个元始祖炁所处的位置形状像一个宝瓶，瓶口朝下，它是由无入有、阴阳交媾产生物质的原生点。因为是单点，所以没有阴阳对应，能量可以源源不绝地由瓶口进入，它像一个黑洞一样可以无限吸收、储存能量，而且可以将能量放射全身，因此修炼先天一气必须守窍此处，老子说"多言数穷，不如守中"，炼炁化神就是要"守中"。练功进入坐忘境界的时候，全身都不见了，只见脐中有一颗黍米状的东西不停地旋转，宇宙是旋转不息的，人身此处与宇宙相应，也是旋转不息的。

在《伍柳仙宗》这部书里面提到一个很特别的观念："元神虽居中田，却连合下田二炁，以为妙用。"伍柳派认为拘泥单守一田，神炁会发生滞碍，所以要寂照中下二田，相与浑融，化为一虚空之大境，叫作"二炁相助"。其与武术气功的心法有相通之处，两者的区别在于中丹、下丹主从关系之不同。唯有启动胎元，才能让全身神经充电，但是光启动胎元推动力又不够，因此胎元及丹田必须一起启动意守，精炁合用，全身细胞开始感应电能，穴窍、气脉陆续打开，青春长寿的奥秘尽在于此。但炼气初期，中丹、下丹二气相连却是最大禁忌，其间利弊仅一线之隔，这个功法乏人指导切勿自行盲修瞎练。

第五章　炼炁化神

胎元是肚脐，往里面一寸三分才是元始祖炁之处，我们在炼胎元时，能量会循着肚脐两旁的脐静脉连接到背后的脊椎，供输能量进入脊椎以强化神经系统，并影响脊椎两旁的脏腑俞穴，经由俞穴输送能量进入五脏六腑，提升脏腑的功能。在炼气的过程中，胎元的确是一个非常重要的据点，常保胎元灵活，能量的供应便源源不绝。此外，与胎元相对应的命门穴，是为十二经之主，主控五脏六腑的运用，其重要性与胎元不相上下。

炼炁化神的心法

炼炁化神用的功夫即所谓的"丹鼎法"，以阴窍为鼓风机，以丹田为炉，而人身之正中的那个瓶口朝下之宝瓶是为鼎，我们在丹田升起炉火，然后蒸熏真炁进入宝瓶，进行长期的温养修炼，这个阶段就叫"抱元守一"，修命与修性的界限就在这里转换。

在呼吸要领方面，炼炁因为不配后天气，所以呼吸采子升午降的心法，《金仙证论·风火经》说："一吸自下而上，子升；一呼自上而下，午降。"原本宇宙运行的规律是天阳下降、地阴上升，《礼记·月令篇》就说："天气下降，地气上升。"但在炼炁的心法中其观念须加改变，天虽属阳，但天阳下行为阴，这叫作"天阴下降"；地虽属阴，但地阴上行为阳，这叫作"地阳上升"。炼炁阶段，吸气时导引地阳上升，呼气时导引天阴下降，跟呼吸吐纳时的方向是完全相反的。

道家所说的"进阳火，退阴符"，即指地阳循着脊椎督脉以 6 个波动为基数跳跃上升，天阴循着任脉以 4 个波动为基数跳跃下降，所以说"六进阳火，四退阴符"。实际上，这个阶段的呼吸方法与练功初期的呼吸吐纳不同，跟口鼻的进出气没有关系，只是采用呼吸的动作来配合天地能量的升降而已。

锻炼神炁的呼吸心法是"呼接天根，吸接地轴"，这里所谓的呼吸只是借用呼吸的节奏，呼气时，用意从天上导引能量进入任脉，流经涌泉入地；吸气时，用意从地底导引能量进入督脉，流经灵台通天。采用这种呼吸法，天地能量由我们的头顶、脚底进出，使得天地人三者的能量相应连通。庄子说"真人之息以踵，众人之息以喉"，即在说明真人与凡人呼吸法之不同，《性命圭旨》将庄子这句话的"踵"解释为"其息深深"之意，后人也都沿用。

采用这种呼吸法，久而久之，先天炁便氤氲布满身中，一开一合，遍身毛窍与之相应，呼吸则越来越微，后来甚至不觉气之出入，进入胎息状态，道家认为这是功夫进入高层境界的表征。《乐育堂语录》说："呼吸息断，元息始行……上接天根，下接地轴，绵绵密密，久久温养，于脐腹之间一窍开时而周身毛窍无处不开，此即为胎息。"炼炁的呼吸法，练久了呼吸会逐渐减弱以至停止而转为胎息。

《抱朴子·内篇》云："得胎息者，能不以鼻口呼吸，如人在胞胎之中。"母亲的血液虽然能够供应胎儿氧气，但天地间还含有其他种种能量，必须靠胎儿的胎息自行摄取，有人即认为，丹田内有神龟，可以吸取真气。《太微升玄经》说："气绝曰死，气闭曰仙。"道家认为，有后天口鼻呼吸则有生死，进入胎息即斩断后天生死之路，可以长生成仙。

老子曰："致虚极，守静笃。"又曰："专气致柔，能婴儿乎。"炼气时神炁合一，入静入定，自然息停，胎息是自然发生的，先秦时代部分修道人采用"久闭不呼"的方法锻炼胎息，但此种功法容易产生疾病等弊端，晚唐以后这种闭气法就很少有人练习了。

生物学家曾观察冬眠的乌龟，发觉它是利用小肠呼吸，其实乌龟冬眠用的即是胎息。根据调查，冬眠的动物比其他同体重的动物寿命长 20 倍，美国地理学会曾说："如果冬眠的奥秘被研究出来，人类便可活到 1400 岁。"动物冬眠皆采胎息呼吸，因此能够长时间维持体能，我们所吃的食物皆取材自植物、动物，植物、动物在生长过程中吸取了天地的营养及能量，我们将食物吃下肚之后，便占有它们的营养及能量，这是间接的摄取；但是进入胎息呼吸时，人体可以直接吸取天地的营养及能量，不必再透过动植物的转化，这是直接的摄取。

太古医书《神农经》云："食元气者地不能理，天不能杀。"食气能让人身体纯粹无病，是不死长生之道，《神仙绝谷食气经》《抱朴子·杂应篇》这些书也举出各种"辟谷之法"。有些修道人学会这些绝粮功夫而不饮不食，修道家闭关入定也常要绝粮，即因身体能够直接从天地间采取细胞所需的生物能量。现代人也常采用短期的"断食疗法",主要的作用是在于清除身体所累积的废物及毒素,能对健康产生正面效应。

道家经典《黄庭经》说:"直到呼吸全止,开阖俱停,则入定出神之期不远矣。"进入胎息之后,天地气转由中脉进出,中脉又名"灵脉""仙道",为无形的线路,而且线路只有一条,不像其他气脉大都有阴阳对应,运行于中脉的纯粹是先天能量与信息。宋、元以后的道书较少提及中脉,中脉上应天心,下接地轴,修道的最终阶段都是以中脉行气,这叫"中黄直透",走中黄者必是先天一炁,于静极中自然直透,若以后天意念去导引升降,叫作"闯黄"。修道家都认为闯黄后患无穷,不可轻易尝试。现代坊间的气功教室,有些老师标榜直接为初学者开中脉,相当危险。

《乐育堂语录》说:"凡息停而胎息现,日夜运起神火,胎息绵绵,不内不外,若有若无,炼为不二元神,此为炼炁化神之火候。"在修炼神炁的阶段,入静时间的长短与能量的提升有乘数效果,因此修道家在此时往往长期闭关修炼,目的在于不断地提升能量,以期突破能量的临界点而悟道成道。

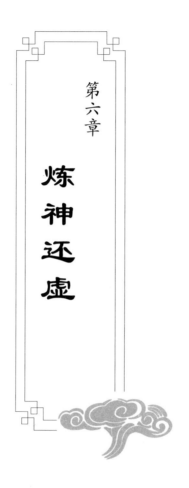

第六章

炼神还虚

何谓精气神合一

晚唐以来，道家丹书即把精、气、神合称为"三宝"，道教经典《太平经》也把精气神合称"三一"，都认为精气神三者一体不离，互相依存。综合各家的理论归纳分析，精气神的相互关系大约有三种观点：（1）翁葆光《悟真篇注》："神因气立，气因精生。"这是指依照道家修炼公式炼化相生的过程，精可以化气，气可以化神；（2）陆西星《心印妙经注》："神之所至，气亦至焉；气之所至，精亦至焉。"指出在应用上，各层级之间的气可以并用的现象；（3）古真云："神全则气旺，气旺则精全。"相对的是神耗则气衰，气衰则精疲，这是指各层级的气相互依存的联动关系。

但是，以上这段文字所说的"气"，都应该改为"炁"才对。气的各种层级可依不同的需要而单独或合并运用，比方说，导引、运动时单用精，静坐单用炁，入定单用神；但也可以两者并用，比方说，练武、通脉时用精、炁合一的混元气效果最佳；修炼到了最高阶段，则是精炁神三者合一，达到"形神皆妙"的境界，这时，修道家就可以依需要任意调整意识的层次及能量的频谱，得到极大的自由。

前文提到，能量之间有屏障区隔，必须切换意识才能指挥不同的能量，这跟精气神合一的道理不是互相矛盾吗？其实，修炼达到某一程度的"功力"之后，能量及意识皆可跨越屏障，互相渗透。所谓功力，即是"能量强度及意识灵敏度的总和"，要练到精气神合一，总要有几十年的修为。

进一步而言，修道家认为"三宝"还可以分成先天三宝、后天三宝两类，怎么分呢？精气神是后天三宝，在精气神上头各加个"元"字变成元精、元气、元神，即是先天三宝。陆西星将这两者的关系定位为"先天为体，后天为用"，后天三宝为人身所产，先天三宝则为宇宙中的能量，两者可以相应交流，是为"天人相应"。

丹经道书对三宝的相互关系还有一个重要论点：在精气神三者当中，唯有"神"独具主宰功能，是为三宝之主。《青华秘文》说："金丹之道，始终以神而用精炁者也。"关于这个论点，作者觉得值得商榷，曾在前文做过分析。

以上说的三宝，仅是人身三宝，功夫到了高层阶段必须与天地交流，天地也各有三宝。"人身三宝"是精气神；"地下三宝"是水火风；"天上三宝"是日月星。先修人身三宝，再修地下三宝，进而修天上三宝，天地人三才同体，天地能量才能为我所用。

修道炼气的主要方法有伏气、存想、守窍、炼神、修丹、导引等，此外还有辟谷、服饵、摄养、房中术等比较特殊的途径。有人将之分门分派，中派始祖李道存崇尚修丹，把其他炼养方法称为"傍门九品"，其实除了服饵及房中术之外，其他各种修炼方法都是可以综合运用的。

修道家炼气的最高功法，就是要修成精气神合一，《胎息经幻真先生注》说："修道者，常伏炁于脐下，守其神于身内，神气相合而生玄胎。"《悟真篇》也说："三家相见结婴儿。"所谓三家相见，一般指的是精、炁、神合一，龙门派则指的是身、心、意合一。经过长期凝神炁穴，"息住于胎，内外温养"，能够养出阳神、元婴。男子会结胎的现象，没有经验的人无论如何也不会相信，所以古人说"男子怀胎笑杀人"。

练成精气神合一的功夫，气之精华上聚于脑，目见三星，道家谓之"三花聚顶"，再进一步则五脏真气上朝天元，出现慧命真性光，谓之"五气朝元"。

炼神还虚了道成道

达摩在少林寺面壁九年；全真派创始人王重阳则是在陕西挖了一个三丈深名为"活死人墓"的洞穴，在洞中苦修两年而悟道；其弟子丘处机在磻溪开凿长春洞，昼夜不寝苦修六年而出阳神得道；另一弟子郝太古则于沃州石桥下面静坐六年而修成九转内丹。

长期闭关，已属入定炼神的阶段。《申天师服气要诀》说："冥心绝虑，万虑都捐，觉口中津液香甜，为入定之候。"炼气到了这个程度，会出现眼见彩光、耳闻天音、鼻闻异香、口中甘甜等现象，天降甘露时，其滋味之美妙更是言语难以形容。

明代陆西星在《心印妙经注》中说："灵明知觉之谓神。"神的性质类属灵光、信息，能量及意识的层级已经纯粹属于先天领域，形体不能局限，异次元空间出入无碍，并出现各种神通。炼神的功法有所谓的"安神祖窍"，祖窍位于两目之中心点，直通脑部之中央，亦即上丹修炼的领域，道家称为脑仁，亦即现称的松果体，为炼神修性之处。

道家修炼公式的最后一个步骤是炼神还虚，当我们的气修炼到与天地的能量属于同一性质，即如《元气论》所说的"一者，真正至元纯阳一气，与大道同心，与自然同性"。在天人一体的情况下即可以进行"还虚"的工程，伍冲虚云："虚也者，鸿蒙未判以前无极之初也，即本来性体也；还虚也者，归复无极之初以完夫本来之性体也。""虚"原本即是我们所由来之处，修道的目的只不过是返回我们本性故乡而已。

炼神还虚是个什么状态呢？清代道书《唱道真言》有一段阳神还虚的叙述："阳神透顶之后，在太虚之中，逍遥自乐……"亦即老子说的"天门开阖"，头顶百会穴天门打开，阳神随之飘然出窍。阳神是什么呢？阳神"众则为形，散则为炁"，唐代道士施肩吾《西山群仙会真记》描写阳神说"如婴儿大，莹洁可爱"，阳神初现要随出随收，以免迷路，须经三年乳哺（定神温养），始得老成，自可通天达地，来去自如。

出神分"阳神"、"阴神"两种，两者的区别在于阴神是无形的，阳神则能隐能显；《仙佛合宗语录》说阴神只具五通而不具漏尽通，阳神则具足六通。一般说的灵魂出体（out of body）指的都是出阴神，唯有修道人在经过长期闭关面壁的"寂照"功夫之后，才能成就阳神，炼神还虚指的就是出阳神，丘处机《大丹直指》这部书载有出神的练习方法，只有阳神可以跳出顶门，弃壳升仙。

修性与修命

在中国几千年的历史里面，道家文化的精髓即在心性之学，专著专文千篇万卷；加上历朝论道有合佛的，也有合儒的，金元之后还有儒释道合一的全真派；宋明理学更将心性之学解释为人文的"内圣之学"，如果将这些论述搜集起来，庶乎可以堆成一座山。但是，坐而谈不如起而行，光讲理论没有实修终究还是落空，古人理论谈得够多了，因此本书不谈心性之学，专谈实修功夫。但是在实修的过程中仍有些观念必须厘清，其中最重要的就是修命与修性到底有什么不同？

我们可以笼统地说，修命是后天，修性是先天，《五篇灵文重阳祖师注》里面有一段话可以作为炼气的基本理论，书中说"先天若无后天，何以招摄？后天不得先天，岂能变通？"人身属于后天，我们必须利用身体制造先天的种子，才能将先天的能量引进身体；如果我们只锻炼身体，而不引进先天能量，就无法产生变化。

修性与修命，是炼气修道的两大领域，两者最粗略的分别方法是：命指的是身体，性指的是灵性。若以现代科学的方法做比方，我们可以将命视为电脑硬件，将性视为软件，生命是硬件与软件的合作，缺一不可。有些道家是以气的层级来分，例如王重阳说的"神是性兮，气是命"。王重阳这句话，照我的解释是：精气属于命的能量，神炁属于性的能量。也有的道家是以修行的功法来分，《大丹直指》说："金丹之秘，在于一性一命而已。性者，天也，常潜于顶；命者，地也，常潜于脐。"这里指出了修命、修性的分界点，人的原生点在肚脐，肚脐以下的功夫都跟人身寿命、健康有关，故属修命的范围；肚脐以上，部位越高越与意识、信息有关，故偏向修性的范围，到了头顶则纯属修性的领域。

以上这种区别法，若以现代人的眼光来看，分界有点模糊，也许不够科学。我认为，不如以"阴阳"作为性与命划分的界线，元代牧常晁在《玄宗直指万法同归》中说："道在太极前谓性，炁之付物之谓命。"这句话将性与命划分得很清楚，"付物"之意即在言明阴阳交媾之后产生的物质，进入三维空间的物质形体是命，而在分出阴阳两仪之前的一炁是性。

《内经》说："人生有形，不离阴阳"，人为阴阳所生，凡属人身的健康、寿命皆脱离不了阴阳，不论是用气的材料还是功法，例如穴道一前一后，吐纳一呼一吸，行气一升一降，凡涵盖在阴阳领域者皆属命功。修成先天一炁之后，已纯属高层意识与信息的运作的范围，换句话说，凡脱离阴阳领域者皆属性功，所以，宋末李道纯在《全真集玄秘要》中说："一炁判为两仪，即人之立性立命故也。"这句话就很清楚地划定性与命的界限，先天一炁是性，阴阳两仪是命。

但是，因为在修炼的过程中，物质中有能量，能量中有物质，而且经常是精气神合用的，所以性与命之间有重叠的灰色地带。根据实际修炼得知，修命的阴阳功法大都只到肚脐为止，大部分的时间都在丹田用功；修性的最高部位则在脑部的"天谷"，《黄帝内经》也说："天谷元神，守之自真。"天谷这个藏神之府，是为超凡入圣的修性之地。因此，以阴阳、一炁来划分性与命，或用肚脐、天谷来划分性与命，道理并无相违之处。

自古以来，中国大部分的道派都主张性命双修，认为"形神俱妙"才是修道正途，但有些修道家偏重修命，如葛洪、陶弘景、孙思邈等人；有些则偏重修性，如成玄英、李荣、司马承祯等人。如果再进一步细分，有主张"先命后性"的，如张伯端、吕洞宾、翁葆光等；也有主张"先性后命"的，如王重阳、丘处机、阳道生等。大体上道家北宗主张先修性，南宗则主张先修命。

其实，形与神是二而一、一而二的，其分别只是在不同层次能量的变化而已。根据量子物理学家的理论，物质是由振动的场所构成。易言之，物质是粒子、心灵能量一致性的脉动所造成的幻象，这个理论与佛家、道家视色身为假的观点相同，因此，色即是空，空即是色，性与命不过是物质与能量之间的转换。

修命与修性孰重，历代修道家众说纷纭，各有主张。一般传统的说法，道教是"以命宗立教"，从保命长生下手；佛教是"以性宗立教"，以思想解脱为极致。但一开始就练性，终究难以捉摸，吕洞宾在《敲爻歌》中说："只修性，不修命，此是修行第一病。"他又在《三宝心灯》一书中提出更详细的说明："今人每以修性为禅家所宗，不知修命即修性，修性即立命。命到终时天地生我阴阳之数已尽，如何挽回？"依吕洞宾的观点，认为人身为阴阳所生，阴阳交媾的结构在经过一段时间之后会衰老、崩解，就如佛家说的人身是地水火风四大假合，生命经过成住坏空的过程，终有一日会复归尘土。

因为人身会毁坏，所以道家称之为"假"；而先天的本我却是永远不灭的，所以称之为"真"，道家称修道为"修真"，得道之后称为"真人"就是这个缘故。"天地盗我，我盗天地"，人身会毁坏，即因气被天地所盗，所以要长生，必须盗取天地之气。

道家认为，修道之初我本凡人，凡体为假，所以要"借假修真"，先由修命做起，以免身体毁坏了，修炼也就失去了凭据，故曰："修性不修命，万劫阴灵难入圣。"意指如果在此身修成之前身体即已毁坏，便要不断轮回重修，况且下辈子是否会继续修炼还在未定之中，哪一世可以成道难以预测。《回光集》云："千年铁树花开易，一失人身再复难。"此身不向今生度，更向何生度此身？所以修道要先修命，保命的用意在于争取修炼的时间，以增加即身修成的机会，亦即先掌握生命，再求超脱生命。易言之，人必须把握今世的生命，充分利用肉体的学习及修行，以提升我们的灵性层次。

第六章　炼神还虚

王重阳的大弟子马丹阳就认为应该在命中养性，他在《金玉集》一书中说："性命不由天，斡旋阴阳全在我。"他认为修炼要由自主掌控阴阳着手，性命是由自己经营的，如果光修性好像要靠机缘，成不成由老天决定，不免令人迷惑。赵避尘在《性命法诀明指》也说："既云逃生死，复将生死大事置之度外，任其轮回生死，岂不南辕北辙？"意思很明白，既要了脱生死，却认为生死不重要，不断地投胎轮回，实在没道理，因此必须即身成道、成佛，才是真正的了脱生死。

此外，比较另类的主张还有两种：（1）元初李道存把修炼分为顿渐两途，他在《中和集》中说："夙有根器，一直了性，自然了命也。"他认为上根利器者可以修顿悟法，直接从了性着手；而一般人"不能一直了性，必须先了命后了性"。资质较差的则必须从炼化精气的渐修法入手。（2）东晋时代的葛洪，号抱朴子，他主张修命就好，因为他是贵族，生活幸福，并不愿意离开人间而成仙，他在《抱朴子·对俗》中说："求长生者……本不汲汲于升虚……若幸可止家而不死，亦何必求于速登天乎？"他认为，一个人若可以不死，就不必急于登天成仙，显示出他对于人生的眷恋与执着。我们当然不必向他看齐，不过，若以现代人的眼光来看，人们的想法多数跟葛洪一样，修炼气功的目的在于祛病健身，已经很少有人奢谈登真成仙。

况且，修命的功夫也比较容易掌握。道家南宗代表人物张伯端号紫阳真人，他在《青华秘文》一书中说："先性则难用功，先命则有下手之处。"他主张渐修而见性，叫作"以命取性"，因为修性的境界虚无缥缈，少有程序可以依循，好像登山没有阶梯，却要一下子就跳上山头一样；修命则是从由浅入深的功法下手，修到什么境界自己较易掌握，山头不论多高，阶梯不论几千阶，沿着阶梯往上爬虽然辛苦，但是比较实际。佛家认为身体是臭皮囊，可以弃之不顾，以致很多僧尼百病丛生，由于受到身体的牵制，禅修的过程也遇到了许多阻碍。

禅修讲的是顿悟，但大部分的道家否认有顿悟的存在，认为那是累世渐修的自然结果，丘处机在《寄西州道友书》中说："刹那悟道，须凭长劫练磨，顿悟一心，必假圆修万行，今世之悟道，宿世之有功也。"丘处机把修道修禅比拟为农家积粟、商人聚财，都是累世积存出来的，他认为一个凡夫俗子短期禅修是不可能顿悟成佛的。关于丘处机的观点，我们可以解释为能量及意识都是由低层级朝向高层级渐次提升的，当能量、意识升达临界点之后，顿悟只是临门一脚。

佛乘宗世界弘法总会李善单会长在一次演讲中指出，人类的修炼过程为：生物能→气能→灵能，在气能与灵能之间有一层以太（ether）禁网，能否突破以太禁网，是为超凡入圣的关键。是否能突破以太禁网，取决于念力的强度，易言之，不论修佛修道，如果无法累积能量、提升意识，一切都是空谈。由此观之，所谓的顿悟，指的是突破禁网的一刹那，由于念力强度是修炼得来的，所以顿悟的契机也是经由渐修而来的。一个从未修炼的凡人，如何有能力去突破以太禁网？除非这个人已经过累世修行，他的能量已到达临界点，缺的只是临门一脚，一经高人点化即可开悟。因此，"顿悟"不应该解释为"觉悟佛法的精义"，而应解释为"体悟佛法的境界"。

广钦老和尚念佛得道，很多人去请教"念佛三昧"，他会说一段在福州鼓山念佛绕梁三月的故事给你听，方法很简单，但后来却不曾听说有人再因念佛而得道。广钦老和尚生活单纯，几乎常年处于"半闭关"状态，他经年累月在静坐中念佛，能量、意识不断提升，他念佛时所发出的念波可与佛祖相应，最后终于开悟得道。

《达摩血脉论》说："若不见性，念佛诵经持斋持戒亦无益处。"这句话应该是倒过来讲的，若说必须见了性念佛才有用，谁办得到？所以达摩这句话意思是：既然不见性念佛无用，那你就专心地念，努力地念，一直念到见性为止，那么，念佛就变得有用了，广钦老和尚也不是见性之后才开始念佛的呀！因此，所谓"念佛三昧"，应该指的就"老实念佛"，亦即念佛必须清静、专注、长期。有些人这会儿念佛，回过头又跟家里那口子吵架，或者拿起电话指挥营业员在股票市场杀进杀出，个性、习性不改，念佛一天热三天冷，念一辈子也不见效果。

佛家虽不练化精炁，但是在众多的禅定方法中，也有类似气功的六妙门、宝瓶气等练气功夫。其实，古时候的僧尼烫戒疤，也是利用痛觉集中意识的作用来开穴通脉。四川佛教协会副会长贾题韬在《佛教与气功》一书中就说："佛家所提倡的修持方法，基本上都是气功家所必由的途径。"佛家的调息等于简易的道家练气功夫；佛家的"入定"及"禅波罗蜜"跟道家的炼神功夫也没多大的差别。其实，佛、道的修炼原理并无不同。据传吕洞宾就曾参访黄龙禅师，相互印证，因而开启禅、道双修之端。

道家北宗之首王重阳主张先性后命，号称"三分命，七分性"，王重阳认为：若能证得法身，何患色身不妙？其实这种说法有疑义，我们只看过童颜鹤发的道士，但从未看过童颜鹤发的高僧，其理何在？因为炁不能养形，养形用的是后天的精气，必须从呼吸吐纳吸气入丹田，并利用导引促进气血流通这些基本功夫入手。

炼精可以化炁，但炼炁不能化精，更何况，"伏气"用心，"伏炁"用意，没有经过特殊训练的人无法心意并用，静坐炼炁的人，一动心炁就消散。一个得炁的人，如果要他再回头从呼吸吐纳、锻炼丹田气开始炼命，基本上可能性很低。总而言之，因为能量在人的身上会出现"元神驰，元炁散，元精败"的现象，所以必须"神补其神，炁补其炁，精补其精"，每一层级的能量明确分工，各司其职，所以每一层的气都要炼，不可能炼一种就通吃。

在各家道派之中，最愿意将练功心法公之于世的，首推北宗全真派，尤其是到了伍冲虚、柳华阳的"伍柳时代"，更将心法编纂成"天仙正理直论""仙佛合宗""慧命经""金仙证论"等书，嘉惠后人。但很可惜的是，这些书的内容大都是有关修道后半段炼炁、炼神的功夫，对炼气、炼精的入手功夫却极少触及，让后人无法据以入门。

初步的修命功夫是呼吸吐纳加导引，这个阶段吸进丹田的是气和精。但是气和精躁动易散，炼的时候有，不炼的时候就没有，必须经过炼精化炁的步骤之后，让精和炁在丹田里混合成为混元气，才是真正的丹田气。通过"以龙伏虎"的机制，气和精才会乖乖地留在丹田不致飞散，这种丹田气，随时可炼，随时可用，这就是古人所说的"行住坐卧不离这个"。我们要健康长寿，非建立丹田气不可。静坐得炁的人，由于没有炼精建立丹田气，静坐时有炁，但是离坐就无法随心所欲控制体内气机的运行。

道生一，一生二，二生三，三生万物，换言之，大自然创生的过程是"由无到有"，我们要返回本体，应该还是"由有到无"的相反方向修炼回去才对。我认为，最理想的修炼方式还是"以武入道"，像少林、武当、昆仑、青城这些佛门道派武功都是很高强的，武术的好处是能够建立一套完整的炼命系统，让炼命功法成为可以毕生练习的固定形式。很遗憾，现代学佛的人光是诵经、坐禅，只静不动，故而百病丛生。其实学佛亦应习武，比方说，打太极拳。因为出家人作息固定，如果佛家比丘都学拳，打拳必然日久功深，性命兼修，对修行必然大有好处。

元初修道家杜道坚在《道德玄经原旨》中说："天地大吾身，吾身小天地。"总而言之，我们在分析过道家"炼气化精，炼精化炁，炼炁化神，炼神还虚"这个公式之后得到一个结论：宇宙是一个大天地，人身是一个小天地，宇宙能量有各种等级，它的频谱非常宽，有科学已知的，也有科学未知的；同样，人身的能量也有各种等级，能够与宇宙的能量共振相应。《金丹四百字》说："此精气神者，与天地同其根，与万物同其体。"人身的能量与天地同源，我们经由修炼追求"天人相应"，最终才能与天地成为一体。

在道家修炼公式中，若以炼化机制而言，炼气化精阶段主要用的是"累积法""锻炼法"，将气累积、储存加以锻炼；炼精化炁阶段主要用的是"熏蒸法""渗透法"，将精温养酝酿，并利用旋转的方法加以磁化转为炁渗透全身；炼炁化神阶段用的是"观照法""共振法"，从阴阳结构转变为先天一炁，与天地能量相应而转换空间。

若以功能的角度而言，我们平常呼吸的后天气在肺部进行氧与二氧化碳的交换；精则在丹田推动血气的运行，供给身体动力以及保护、强化身体，并用来清除经脉中的脏气浊气；炁则在提升神经的功能、活化细胞，并清除体内坏的能量、避免外来邪气的侵袭；神则是在建立人身与天地能量的沟通管道，让我们能够返回宇宙本体。炼气的过程，目的在于将气转化，由粗到纯，由物质到能量，并随着能量的变化而提高意识层次。

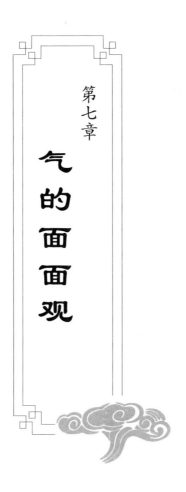

第七章

气的面面观

内外兼修的武侠

古人练武，小则可以行走江湖，除暴安良；大则可以拜将统兵，保家卫国。练武跟读书一样，都可以一展个人抱负，对国家的贡献也不分轩轾。但自枪械发明之后，武术就渐渐没落了，习武的人越来越少，中华武术眼看就要失传。

不过，近年来武术另辟蹊径，学武的人居然还可以拍电影、演舞台剧。李小龙、成龙、李连杰都红透半边天，成了国际大明星。不但如此，武学重镇少林寺也出现了生态变化。自释永信接任方丈之后，不但在全球广设少林分寺，经常接受国际媒体采访，还率领功夫表演团走遍全世界，俨然已成为一个多元化的"跨国功夫企业"！话说回来，如果能够以功夫养功夫，一面走入大众、广聚资源，一面培养专业人才、传承血脉，倒也是发展武学的一条可行之道。

在20世纪七八十年代，每逢政府的宴会场合，常会邀请隶属"中华国术会"的"梅花拳推行委员会"安排两个钟头的武术表演，表演项目包括拳术、兵器、对打、气功等，跟少林寺来台北表演的节目内容差不多；长久以来，台湾省北部、中部许多大专院校的"国术社"都在学梅花武术，但大陆各省都设立了武术学校，台湾省竟然付之阙如，政府如果有心振兴武学，其实师资不虞缺乏。

中华武术能够在全世界大放异彩，可见西洋人对中国功夫极为好奇。我的一些朋友告诉我，他们到欧美旅游，经常会有外国人要求他们展示中国功夫，在西洋人的眼光中，认为每个中国人都身怀绝技。武术的运用，无非防卫及攻击，但人的体能终究有限，所以要炼气以增加强度及速度。中国人体形虽不如西洋人，但中国功夫堪称世界第一，其原因即在于中国人懂得炼气，懂得将气功运用在武术上面，增加了无坚不摧的威力，加上捉拿穴道以及巧妙的招式运用，使中国武术臻于艺术的境界。

谈武术，免不了要研究肢体的运用机制。在 20 世纪 30 年代，首位分离出维生素 C 的诺贝尔奖得主山特－捷尔吉（Albert von Szent-Gyorgyi）对"肌肉如何产生运动"这个现象就非常好奇，花了不少时间研究。也许你会说，研究这个问题不是笑死人了吗？肌肉本来就会运动的嘛，但是我问你"力量"是从哪里来的，你答得出来吗？为什么肌肉锻炼之后就会有力量，力量是如何形成的？就像我们的头脑为什么会思考，科学家都还找不到答案哩！

中国人自古就把"力"和"气"结合在一起，深知有气才有力的道理，没有气，筋骨皮肉本身是没有能力运动的。科学家用仪器检测得知，肌肉紧张时该部位的皮肤电位立即提升，这就表示气到的现象。一个体形魁梧、肌肉结实的大力士，为什么在泻过几次肚子之后，变得全身软绵绵？其原因是，筋骨肌肉虽不变，但是精气泄光，力全不见了；等同此理，人生重病之后变得非常衰弱，也是气虚的缘故，非要长期调养才能恢复。有功夫的人，在靠近病人时，常觉得病人是一个填不满的深渊，自己身上的气不断地被病人吸走。

每个人在使用力量的瞬间，都会绷紧小腹，控制呼吸，它的功用就是在于把丹田中的气灌注到筋骨皮肉来；如果小腹放松，任由呼吸出入，就会有"使不上力气"的感觉。丹田是精气的供应中心，所以力气的操作中心在丹田，幻真先生在《诸真圣胎神用诀》中说"丹田者，生气之源"，武术家在防御及攻击时，都需要运用极大的力气，所以武术内功的重点在不断强化丹田气，让丹田气的输出量很大而且源源不绝。武术家时时刻刻都需要用到丹田气，所以要不断培养"内力"，功力才能随着岁月增长，武林前辈一甲子以上的功力，岂是后辈晚生可以比拟的？

武术家与修道家对精气的需求是不同的，武术因为需要运用肢体攻击及防御，还要有极快速的反应，所以用气的心法不一样。修道家只要丹田精足气动时，便可改用意守的温养功夫将气转化；武术家炼气则必须经过气到丹田→气满丹田→气壮丹田的步骤。上文已谈到气到丹田的方法，接下来的气满丹田，就是要把丹田的容积撑得比一般人大数倍，用的是拍打、撞击的方法，要费好多功夫；至于气壮丹田这一阶段，更要进一步把丹田的密度增高数倍于一般人，用的是阴阳吸斥、磁场旋转的方法，让气不断地往气海中心汇聚集中，使得丹田电容不断扩大，并能承受极高的电压，达到"气充于中，力贯于外"的境界。

练武的标准课程是三年功架两年拳，外加兵器，对打短则四年长则六年，再接下来才开始练内功，这时才逐渐进入内外兼修的高级阶段。武术家力能扛鼎、掌能劈石，这些能力也是一步一步锻炼出来的。由于有丹田气支应，而且可以借用天地的能量，因此锻炼的效果可以不断向上延伸，以致几乎可达无坚不摧的地步。在功力增长的进程中，需要很坚强的毅力及吃苦的耐力。功夫的增长就像竹笋的嫩芽要突破硬壳冒出头一样，每一节都必须用尽力气，练功需要不断突破层层关卡，因此，大侠也是练出来的，绝少像小说、电影里面描写的情节，主角得了秘籍、灵药或由前辈灌输功力之后，一夕之间突然变成高手。

武术家内力的高低如何判别呢？武术家用的"内力"来自丹田，他们的丹田经过特殊锻炼，强而有力，所以武林前辈说："丹田者，气力之府也，欲精技击，必健丹田。"你看过少林寺僧表演没有？他们可以用巨大的木柱撞击丹田而毫发无伤。武术家要把大部分气脉、穴道开通，与天地能量打成一片，几乎全身可以进气，使得进气量非常大而且非常快速，心念一动。气随时可以充满丹田及全身，所以能驰骋沙场，与敌人大战三百回合，打不过瘾还要挑灯夜战。不会用内力的人打不了几下就累得跟狗一样，气喘吁吁，手酸脚软，感到"精疲力竭"，这就是丹田的精气供应不及，如何能成为大侠？

武术气功炼气的方法像刷油漆，是一层一层加上去的，因为武术的重点在于驱动肢体，也就是要让肢体充满力气可以做工，所以要不断地练身体经常用劲的部位，气会一次又一次地往该部位集中，以致越练越强；现代人在健身房里锻炼肌肉，也是同样的道理。两者之间的区别在于武术家有丹田气，一般人丹田里没有气的库存，大都调用身上其他部位的气。

此外，与人过招，免不了挨几下拳头，所以练武要先学挨打。要挨得起打，就要往身上"布气"，丹田气练壮了以后，将气运到身上来，利用各种练武工具拍打。因为气会往拍打的地方集中，经过长期的拍打锻炼之后，筋骨皮肉的强度就会不断地提升，铜筋铁骨就是这样练出来的，练到一运劲全身就有厚厚的一层气保护的时候，就是所谓的铁布衫了。

在"留言板"上有一位网友问我，说他练拳练了十几年，也没练出什么劲道，原因何在？我认为其中要诀在于动静之分，因为任脉主静，其功能在于吸纳能量；而督脉主动，其功能在于运用能量，练武如果不会使用督脉，当然发不出劲道。静坐用任脉，练武用督脉，不是练了气功，肢体就可以发出劲道，而是要利用各种练功方法将丹田气和肢体结合在一起。如果气只是存在丹田里，没有将它与气脉串流、散布到身上来，就无法借用气的威力。

《乐育堂语录》说："虎者，猛物也，坎中空阳之气。此气纯阳，阳者易动，有如虎之难防，此气最刚，有如虎之难制，惟龙之下降可以伏此虎也。"武术即是利用精气中阳的动能，但是阳难以控制，所以要进行下一个步骤炼精化炁，达到精炁合一的地步，用炁来控制精使其安定，伏气兼伏炁，精气就能乖乖听命，这就叫作"以龙降虎"。武术家有一句行话"练成丹田混元气，走遍天下无人敌"。混元气即是精、炁混用的，这就是武术气功的特点。

武术家在练外功的拳术、兵器时，用精偏多；在静坐练内力时，用炁偏多。一般而言，炼气的要领是"静时练意，动时练心"，但武术家行气的方法是心意合用的，练外功时用心偏多，练内力时用意偏多，跟修道静坐时纯用意的方法有些不同。但是由武入道之后，跟修道家就完全相同了。

基本上，武术家的守窍与修道家的守窍方式也不太一样，修道守窍目的在于转化能量，而练武守窍目的在于增强能量。练武运用穴道时必须让它高速旋转，达不到一定的转速时进气的功能就很差，像汽车的马达如果转速不够就发动不起来一样。修道守窍只要凝神专注任脉上的穴道即可，而练武守窍则大都是连同督脉上的对应穴道一起守，比方说，守关元就要配真炁，守胎元就要配命门，所谓"六神统一""九九神功"即是多组穴道同时发动的，因此能够产生沛然莫之能御的能量。武术气功以丹田聚气，以仙骨发气，背后与丹田相对的仙骨是气的转化中心，武术家的劲力是由此发动的，而且仙骨位于督脉的根部，经常锻炼仙骨，可以补充脊髓、脑髓的能量，让神经系统极为敏锐。一般人常觉得背后腰部以下的脊椎部位发酸，即是仙骨缺少能量的现象。

武术家在静坐修炼内力时，其实并不安静，为了瞄准穴道，拉直线路，武术家经常会在静坐中扭动身体、调整姿势，虽云"静坐"实为"动坐"。修道守窍专守一点，而武术家炼丹田气则是守丹田一整片，功夫高了再往上走连肚脐附近一起守，进而再连胸部一起守，等到可以意守全身的时候，就可练出难以想象的高级功夫，但这是对进阶功夫而言。在炼气初期，最忌下丹与中丹的气连在一起，也就是气不归炉，会产生很多弊病。

人与天地的气的交流是相对应的，本身的气壮，采的气才够大，才具有威力。武术气功练起来很辛苦，而且必须有人指导，自己是练不来的。武术家要使力气，最重要的条件是要下盘稳固，所以在筑基阶段要经过几年的扎马步训练，让气下行与地气结合，使腿脚充满劲道。换句话说，先在腿脚建立气、力的根，之后全身的筋骨才能拥有很好的强度。

气炼足了之后，还有一项重要的步骤，就是要打通经脉、气脉，让行气的管道畅通。打通全身经脉是整个炼气过程中最困难的工程，如果没有正确的心法或经明师指点，很难达成这个目标。科学家实验发现，人体虽然是一个导体，但各部位的电阻不同：人体的表皮因为有绝缘的角质层，导电能力很差；导电能力最强的是体液，最差的是脂肪，如果再个别分析血液、血管、肌肉、骨骼、内脏的导电能力，情况就变得很复杂。人体的这些电介质有的是对高频电起作用，有的是对低频电起作用。不过，可以确定的是，人体组织中的大部分分子都是有极分子，一端带有正电荷，另一端带有负电荷，在没有电场时，它们的排列是杂乱无章的，但是在电场存在时，它们的排列变得很有规则，造成极化同步现象。（见图 7－1）

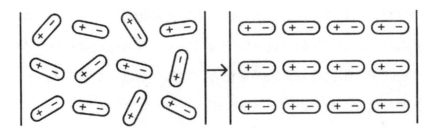

图7-1　电介质的极化：气场造成人体电极同步现象

要想打通全身经脉，必须采用混元气，因为混元气的频谱很宽，可以适用人体各种复杂的电阻，而且，不论是物质性的浊气或者是能量性的邪气都可以起推动作用，不容易被阻断。人体的分子如果能够经常处于同步，则各组织的功能即能维持在最佳状态，甚至能够利用意念调整组织的运作。

此外，打通经脉还有一个心法重点，行气必须由上而下同一个方向，人体的电介质才能排列整齐而极化同步。也许你会问，难道由下而上不行吗？当然不行，天地气由上往下是顺行，而且打通经脉就是要排浊，排浊一律是由上往下排的。至于如何调动丹田里的混元气，让它由上往下行气，这可是要运用正确的心法才办得到。这里还有一个原则必须注意，头部为"神"所居，只适于高层、纯粹的能量，较为低层、粗糙的气都不可上头，以免损伤脑部。

武术最讲究快、准、狠，不但要精炁合一的功夫练得很好，并且要懂得配穴、架线路，用气带动肢体，发出强而快的力道。与人动武取胜的关键因素还是在于快速，名门大派都有独特的发力秘诀，不必经过大脑指挥，经由背后阳线神经丛的反射动作，产生非常快速的爆发力，才能"敌将动我先动""后发先至"，克敌制胜。大将、大侠在群斗之中如入无人之境，日本武士道电影中的高手能够快一步将刀子架到敌人身上，凭借的就是一个快字。

如何才能称为高手？十几年前，中华国术会曾在台北林口体育馆举办了一个"世界武术研习营"，参加的都是来自世界各地的武术高手。中华国术会特地邀请了我们的老师父开了一堂课，我则在旁充当翻译。课堂上，我看到各地的英雄脸上都写着一个问号，为什么主讲人是一个白发苍苍、身材矮小的老头？好不容易耐着性子上完课，来自荷兰的高手马上建议："老师父，可不可以示范一下？"老师父答应了。来到广场上，只见魁梧的荷兰高手比老师父差不多高过两个头，大家都为老师父捏了把冷汗，我则在一旁暗笑：这老外要倒霉了。因为师父偶尔会教我们一些散手防身，他在示范时，许多师兄弟都尝过与师父拆招的滋味。说时迟那时快，荷兰高手也不客气，呼地一拳就向老师父打来，老师父先是不动，待拳头已到门面时突然出招，只见老师父一个回旋，荷兰高手就被制在地上动弹不得，而且痛得哇哇叫，在场的人没有一个看清楚老师父是怎么出手的。

一般的擒拿术大都只是控制大、中、小关节，但是高段的擒拿术还要捉拿穴道，师父告诉我们：穴道是气血的交汇中心，其电感跟其他部位的皮肤不一样，擒拿高手动招时，手就像探测器一样，不用眼睛看，一出手就可以感测到对手穴道的正确位置，立刻捉个正着，让对手又痛又麻，根本使不上力气。不过，擒拿术能达到这个境界的人，大概是凤毛麟角了，这也是中华武术特别厉害的原因之一。至于点穴，则是用内劲阻断对手气血流经的路径，让对手无法动弹，不过，点穴有时候会造成气血逆流，让对方受伤吐血，甚至脑血管破裂而死，没有行家指导切勿轻易尝试。

此外，内力高强的侠士，身体周围能够形成一圈气场，气场的圆周可达数尺、数丈甚至更远，一旦有人进入这个气场，侠士立可感知。易言之，周围敌人的一举一动都在侠士的掌控之中，不但敌人的出招意图了然于胸，而且不怕遭人暗算，所谓艺高人胆大，高手与人过招能够气定神闲、从容潇洒，即因立于主控地位。日本剑道高手宫本曾说："练剑的最高境界，是内心的镜子会反映对手的想法。"武侠小说里写的掌风，亦即侠士能发劲伤人，原因是侠士身体的气已与外界的气打成一片，能够一边进气一边发气，导引外界的气流出击，伤人于数步之遥，隔空点穴也是利用这个原理。

用意念配动作带动身体磁场旋转能产生很大的威力，例如太极拳是运用"掌势披八卦，拳精在用灵"的心法，其发出的缠丝劲不是依靠肌肉的力量，而是要运用太极拳大师武禹襄所说的"以己黏人，力从人借"的技巧。金庸虽不会武功，但他在《倚天屠龙记》中引用了一句很重要的练功要诀："气如车轮，周身俱要相随，有不相随处，身便散乱，便不得力，其病于腰腿求之。"这是太极拳的一个高阶心法，语出李谱《太极拳论》。能量唯有在头尾相接成为一个圆的时候才不会耗失，腰腿才能运转自如，这就叫作"气如车轮，腰如车轴"，但要练到身上的气成为

第七章　气的面面观

一个车轮，除了要有很高的功夫之外，最主要的就是必须懂得心法。一般民众如果无缘习武，尽着眼于养生的话，静坐搭配太极拳倒是相当理想，能够动静兼修，但是要持之以恒，每天至少要走个一两趟拳。

武功的高低，除了巧妙的招式之外，还取决于又快又强的力道。武侠小说里面经常有众家高手在争夺"武林秘籍"的情节，因为秘籍里记载着高级的练功心法，一个武术家打通全身经脉之后，只要得知练功的心法，照着练很快就可以练成。心法就是功夫的设计图，就像计算机、收音机的线路图一样，只要照图装配就可以了，但是要自己设计心法则非常困难，得到秘籍短时间内即可成为高手，自己修炼一辈子可能毫无进境。各大门派收到好徒弟都如获至宝，因为资质和悟性好的徒弟，能够闻一悟十、指流知源，很可能在心法上有所突破，能够提升本门武功，光大门派。

在传功方面，大门派里学艺的徒弟资历非常重要，必须到登堂、入室才听得到高级心法，因为小徒弟本身的精气不足，经脉也没打通，无法达到利用心法配线、配穴的要求，用高级心法练功反而害了自己。在大门派练功的徒弟，在睡梦中有时会清楚地感受到祖师爷前来帮忙开穴道、指导练功，第二天早上醒来穴道还痛得要命，对于这种上师入梦指导的现象，密宗行者也常有经验，密宗称之为"梦瑜伽"。

有一回网友问我一个问题，他说："李小龙的功夫很强，泰拳师父打起拳来也是威猛无比，但是李小龙、泰国拳师为什么活不久？还有一些气功师为什么也会因病早夭？"其实，我们要把武术家、气功家、养生家这三者的角色划分清楚，三者用功的领域各自不同，武术家、气功家不一定是养生家。李小龙是很好的武术家，但是他忙着拍电影，忙着应酬，还用火电增强全身劲道，处处都在戕害自己的身体，他就不是很好的养生家；日本的冈田是很有名的气功家，但他忙着教学生，一天才睡四个钟头，全身浊气堵塞经脉，所以会壮年早夭。因此，不是光会练武、炼气就可以高枕无忧，养生也是门大学问，得细心研究。最高明的修炼方式是由武入道兼习医，武术、气功、养生样样精通。

瑜伽与气功

有一回我和朋友登五指山，看到一群人在路边大树下的软垫上做肢体动作，我走过去问："你们在干吗？"他们答："在练瑜伽。"我心里嘀咕：在这个地方练瑜伽怎么妥当？其实瑜伽跟静坐一样，最好要在清静的地方练习，道藏《神仙食炁金柜妙录》说："凡行气之道，其法当在密室。"意指炼气必须安静，不宜遭受外界的干扰。《周易参同契发挥》也说"心动则神散"，神散则气散，这些在树下练瑜伽的人，身旁有风吹草动，还有登山者来来往往，心神早就不知飞到哪里去了，这样练瑜伽很容易受到伤害。

目前，全世界瑜伽教室林立，学习的人不计其数，加上各种周边产品大量供应，俨然已成为一个庞大的产业。一般人都知道瑜伽的好处，包括强化肌力、塑身减肥、消除宿疾、减轻压力，且能调整内分泌功能等等。瑜伽体位法的作用其实类似拉筋，《易筋经》云："筋长一寸，命长一分。"因为肝主筋，一般人练武、运动、练舞、游泳之前都会拉一拉筋，就是将骨骼、筋络和肌肉进行延展，让身体的柔软度增加，以免活动时受到伤害，因为身体僵硬会造成气的淤塞，全身柔软则气行通畅。

瑜伽的功能，一般强调能够强化肌耐力，但强化肌耐力需要能量，能量不可能无中生有。前文说过，身体的任何部位用劲，气都会迅速聚集，当气聚集到拉筋的部位时有两个作用：一是"布气"，调集气来强化该部位筋骨皮肉的强度；二是"通气"，该部位经过绷紧、松开之后，会促进气脉中精气的流通。有人做过实验，在瑜伽修行者身体数寸之外即可以用手掌触摸到气的存在，也可以用仪器拍摄到周身气场的形状。因为有气的保护，筋骨皮肉在延展时比较不易受伤，自然也增加了身体的柔软度。

武术家布气的方法是：丹田鼓足了气，将气运到想布气的部位，例如手、脚、背部、两肋等，然后利用练功道具加以拍打，目的在于使该部位迅速通气、聚气。瑜伽术实施的体位法为什么能够促进身体健康？其作用即是利用身体紧绷与放松，以打通该部位的气脉。如果方法正确，练瑜伽就是在练功，练久了也会有功夫。

因此，在练习瑜伽时，体位姿势并不是重点，要领是必须静心凝神，意守丹田，并用意指挥气的供输、运行，让气开窍通脉。如果能够借着练习瑜伽通脉行气，身体气行顺畅，自然就有排浊功能，否则练了多年瑜伽，虽然体态曼妙，但是肢体酸痛，而且一身毒气，肤色暗淡，依然无法让人健康长寿。

练习气功时，我们可以吸足气，然后闭气，绷紧丹田，全身用劲，并用心将气带到该部位，气就能冲开阻塞之处，这个动作称为"闭气攻病"。做瑜伽体位时，如果也运用吸气闭气的方法，先闭 5 秒然后解除体位，随着功力增加再改为闭 7 秒、11 秒一直往上加，一直到该部位气行通畅之后则可长时间维持体位，身体的强度必大为提升，中国的导引术也大都是姿势加运气。如果阻塞太严重，闭气攻不开，则可在运劲闭气的状态下先找痛点施以按摩，再用空心拳加以敲打，让病灶松动化开，一天做一次，几天之后，气就可以通过了。

瑜伽于东汉时与佛教一起传入中国，但当时没有引起很大的重视。瑜伽类似中国的导引术，中国历代养生家针对治病部位的不同，也设计了各式各样的练功姿势，其中有许多动作与瑜伽相近，唐代司马承祯《修真精义杂论》一书介绍导引法十六式，其动作就很近似现代瑜伽的体位法。最先把瑜伽引进欧洲的，是曾在印度研修医学的白人医师艾斯迪安（S. Yesdian）。瑜伽进入西方世界之后，逐渐脱离古典的形式，与科学理论结合，衍生出蔓延全世界的现代瑜伽，其授课内容与柔软操相差无几，较少触及炼气修行。

两千多年前，印度瑜伽祖师帕达尼里（Patanili）将瑜伽系统化，写成《瑜伽经》一书，提出瑜伽修持之八阶段即所谓的瑜伽八部功法，瑜伽八部功法包含身体、心理、心灵的整体修炼。其

第七章　气的面面观

中的第四功法是呼吸控制法（Pranayama），就是控制生命的能量，让人体从空气中吸收宇宙的生命能（Prana）；第六个功法是心灵集中（Dharana），将心灵集中在身体特定的部位，如呼吸、丹田、鼻尖、眉心等，念而无念以达静心止念；第七个功法是禅定（Dhyana），让意识寂静灵明而入定，整个过程从心灵的集中法达到无念、无想、无心的状态而进入空的境界，这些功法都和道家各阶段的炼气要领差不多。在 17 世纪，印度孔荼里尼瑜伽也有"气脉学说"的记载。公元 10 世纪，发展成立的哈塔瑜伽（Hatha-Yoga）一派特别注重呼吸的练习，瑜伽与炼气的呼吸吐纳并无二致。瑜伽修行者奇比克利休那著有《有关气的瑜伽术》一书，即在讨论瑜伽炼气的功法。

在古印度，瑜伽本来是一种修行，长年意守丹田能够练成胎息，不用口鼻呼吸，还可以埋入土里数日不死；《瑜伽真性奥义书》说："瑜伽师虽作莲花式而坐，亦能在地面移行，更增进修习，遂能离地腾起。"《奥义书》又说："更进修持不辍，则能飞行虚空。"

如照现代科学的解释，人能飞行的原因是能够脱离地心引力：因为任何物质里面的原子，都不断与地球物质的原子交换量子能组成"电磁光子"，或称为"吸力微子"，因而产生吸力成为地心引力，如果一个人能以念力改变体内原子中的电子电荷，不再与地球物质内的原子相吸交换，反而变成相斥，即能凌空升浮或飞行。依我的猜想，武术家可以刀枪不入，也是因为全身布满与物质相斥的电荷。瑜伽行者能够练出胎息，能够腾空、飞行，退而求其次，最少也要练到身体强健，能行气、排浊才行，但是，如果依照现代瑜伽教室的练法，练一辈子也仅在美体、塑身的小圈子里打转。

现代的瑜伽教学将瑜伽分成三个部分：吐纳法、体位法、静坐法，这三者其实是密不可分的，现代瑜伽将之分离练习是很难获得健康的。练瑜伽摆好体位之后则应以静坐的心法吐纳、运气，换句话说，瑜伽等于静坐的另一种方式，其重点应在炼气通脉，最初必须意守丹田，以锻炼、供输精气。瑜伽练出功力之后，仍须精进修炼，以提升能量及意识。

"瑜伽"一词源于印度语"YUJ"，意思是"拴住马"，亦即比喻像拴马的动作一样，对我们的心与呼吸加以控制，不得放任疏忽，所以练习瑜伽时必须精神统一。练瑜伽与静坐一样，在修炼的时候最好不要受到干扰，现代有人当众表演瑜伽，这种做法值得商榷。印度的瑜伽修行圣地在恒河的发源地海拔 3200 米的刚哥渡里山，最主要的原因也是取其清静无扰。

运动需不需要炼气

美国慢跑老将费克斯于 1978 年写的《跑步全书》大为畅销，他俨然成为慢跑专家，到处有人请他讲演跑步之术。不料在几年后，他在跑步时昏厥，心脏病突发而亡，让全世界的慢跑爱好者心中产生一个问号。类似费克斯这样在运动中猝死的例子不胜枚举，其中不乏运动名将。根据调查，运动员发生猝死的概率，每年一百万人之中将近五人，如果加上一般民众计算，美国每年约有七八万人死于运动。根据调查分析，运动猝死大部分跟心血管方面的缺陷有关，医学界针对这个问题发表的论文连篇累牍，多方深入研究。

另一方面，日本学者加藤邦彦在他的研究中指出，运动猝死者，不论是否为运动员，其原因必然跟压力有关，根据他从1984至1988年针对日本全国624名运动中猝死原因所做的分析显示，有65%的人系死于"急性心律不齐"等心脏疾病上，加藤认为其导火线即是"压力"。运动员由于过度训练造成心理上、肉体上的压力，都可能导致身体组织产生障碍，如果影响到心脏的功能，就容易引发"猝死"。若以气的观点而言，心浮则气躁，这是压力造成的气机不顺、心理紊乱。此外，专业运动员在步入中年以后，体能的衰退比一般人快，像拳王阿里、田径高手路易斯即是最好的例子，这是什么原因呢？

中国武术家有一句老话："练拳不练功，到老一场空。"我认为这句话的关键在于"到老"两个字。为什么在年轻时没问题，到老就变成一场空呢？基本上，练武和运动都是在消耗力气（有气才有力），我们可以做个实验：叫一个年轻力壮的人用劲往前打出一拳，你用手掌在距他的拳头前面一两厘米的地方，就会感觉有微微的气从拳头发出来，这个现象显示"用力"即是在"耗气"。年轻时身体气足，气引气，气的补充很快（例如小孩子晚上睡觉身体发烫等于在大量补气）；而且年轻时气脉较干净、阻塞少，气比较容易流通到位，可以适时补充气的失衡。上了年纪之后，不但精气渐衰，而且气脉逐渐阻塞。在使用力气时，气供应不上，越来越感到力不从心，而且全身含气量不足，以致造成肌力不断衰退，偶尔运动，身体就要疼痛好几天。

平常人气力衰退的现象是渐渐形成的，但是练武的人或是专业的运动员，身体已经习惯长期消耗大量的气，因此衰退较快。我们可以打个比方：平常人开小店，武术家、运动员开的是大店。小店与大店平日维持开销的成本就不一样，武术家、运动家一旦身体的气处于透支状态，上了年纪很快就会变成泄气的皮球，所有的武术、运动技能都无法施展，所以叫作"到老一场空"。

此外，日本京都大学教授筱原隆说："人体的酸化是百病之源。"健康人的血液酸碱值应维持在 7.35 ~ 7.45，为弱碱性，酸碱值在 7 以下即属酸性体质，而长期的运动容易造成乳酸累积而使身体酸化，也会增加发病机会。

大体上，运动当然对健康有好处，运动能大量换氧，身体会发热、流汗，燃烧多余的脂肪，增加肌力，让筋骨肌肉强健结实，还可以促进循环，排出脏气脏水。但是运动要量力而为，一般人年轻时可以打篮球、踢足球，中年换打桌球，上了年纪只好改打高尔夫了，意思是不要过劳，以免造成运动伤害及精气耗损。运动员身体的气输出量很大，最好在训练过程中就要加入炼气的课程，如能练到在运动中及时采气最好，最低限度也要学会在运动后静下心来补气。

中医诊断病情，皆以气血为根据，因为血要靠气来推动，我们可以举两个现象加以说明：（1）当一个人被利刃划过脖子或被砍头时，血液喷出数尺，心脏压缩的力量没有如此强劲，那是气的力道带着血冲出体外。（2）男人勃起时，生殖器不但充血，最主要还是充气，才能达到足够的硬度；而且射精时，年轻人气足，可以一射好几尺，上了年纪的人气衰，大都是流精而已，称不上射精。纵欲无度会伤身，不但会泄精，还会泄气。

运动消耗大量的气，如果勉强运动以致过劳，气的供应不够，便易造成气血的推动力以及心脏的能量不足，这时便容易引发心血管疾病；其次就是加藤邦彦所说的，运动员因为有夺牌的压力，在运动的过程不能心平气和，以致造成气血流通不顺及心脏功能异常。

德国物理学家曾做过一个实验：给肌肉标本的神经通上强度不同的直电流，根据肌肉产生的不同的收缩现象，得知人体的神经系统与心血管系统之间存在着"神经的兴奋程度越高，心血管的功能就越低；神经的兴奋程度越低，心血管的功能就越高"这样的机制。因为肌肉紧张时，血液流动的情况会变差，而神经的兴奋度越高，肌肉就越紧张，当肌肉极度紧张时，血液流动就会完全中断。因此，运动员在运动过后，应该让肌肉完全放松，最好静坐守着丹田，练习呼吸吐纳约半个钟头，以调整失衡的气血使其恢复正常。

大部分的气功训练，在练功结束之后都必须"收功"，一般的收功动作是右掌在外左掌在内（阴包阳之势）虎口相交，置于丹田位置顺时针旋转三十六圈，利用旋转聚气的原理，让散发在周身的气重新集回丹田。运动之后，最好也加上收功动作，上述的收功动作还包含了许多诀窍，需要有人指导。我在这里提供一个更简单的收功法：坐姿，全身放松，颈、背打直，手掌左下右上虎口相交置于小腹，稍为用点力压着小腹，以比平常慢两倍的速度呼吸，吸气时小腹凸出去顶手掌，呼气时小腹凹下。最重要的是：意念必须一直停留在小腹，呼吸三十六口就算收功完毕。

现代很多民众上健身房，健身之后最好也要收功，健身的目的在于促进心肺功能，但如果能兼顾炼气，则健身功效更佳，也相对较安全。上健身房不要为了减肥、雕塑肌肉而过度运动，以致造成过劳而伤身，健身之后如果觉得身上酸痛，最好当天就在酸痛处抹点药膏加以按摩，以免瘀气、发炎及乳酸累积过久成为病灶，造成运动伤害。

心为五脏之首，心脏就像五脏六腑的主控配电盘，心乱则气乱，全身气血就不顺畅，五脏六腑都会受到影响。举例而言，一个人操心或烦恼时，面前摆着山珍海味都没有胃口，即使吃下去也会消化不良，表示消化系统的运作已受影响。心理的变化与生理的状况息息相关，王颐中的《丹阳真人语录》说："心不驰则性定，形不劳则精全。"教人要经常维持心境平和，才能维持气的稳定；而且身体不要过劳，才不致造成精气的耗损。运动员不断接受极严苛的训练，精气经常透支，加上压力过大，心乱气散，长此以往，健康就会亮起红灯。

不论是田径还是球类，专业运动员如能在训练初期花个一两年时间，每天花两个钟头，把丹田气练起来，不但对于延长运动生命的续航力极有帮助，步入中老年之后体能也不会急速衰退。因此，对专业运动家而言，一两年的气功训练绝对是非常值得的投资。此外，在比较激烈的运动项目中，选手之间常会发生肢体的冲撞，如果运动员像武术家一样往身上布气，让筋骨皮肉的强度经得起强力的撞击，比赛时就不易受到伤害。以足球运动为例，在比赛中常看到球员因被踢或冲撞而倒地哀号，甚至撞断骨头，无法再上场，其实全身都可利用布气的方法练得非常坚韧，经得起任何踩踢碰撞。

医师建议一般民众一周最少运动一次，现代人在周末的两天内应该安排运动时间，而且不能间断，只要中断一两个礼拜，全身的气就会减弱而渐觉身体不灵活。现代人提倡"有氧"运动，我认为运动不但要有氧，而且还要"有气"，运动的内容必须达到贯劲、发热、流汗三项标准，贯劲就是全身筋骨皮肉绷紧用力，才能将气灌注全身，让气到位，然后再全身放松，让气血流通。氧是消耗品，人几分钟不呼吸就要翘辫子；同样，气也是消耗品，也需要经常补充。

说明白一点，肌肉紧张是能量的聚集，肌肉松弛是能量的释放，练武、运动都要让肌肉一紧一松，松中带紧，紧中带松，让气既能流通又能发劲。中国山东有一句俗话："舒服莫过躺着。"这句话看似简单，其实含有深奥的道理。人体在代谢过程、身体污染、压力过大等情况下，会产生过多的自由基侵蚀健康，在身体感觉疲累的时候休息一下，全身放松对消除自由基很有帮助。

除了专业运动员之外，政要官员、企业大老板每天行程满满，心血管也很容易亮起红灯，我建议这些人要利用在车上的时间"闭目养神"，即使只是一二十分钟，效果也非常显著。容易失眠的人，更要学会彻底放松全身的筋骨皮肉。

诸如跑步、健走、柔软操、爬楼梯等健身方式，"有气"的效果都不够，最好是选择需要全身用劲的运动。比方说，上了年纪的人每周到练习场打几盒高尔夫球，大概就能维持体能不衰；如能每天再坚持打太极拳，那就更加理想了。

静坐与气功

近一二十年来，静坐的风气蔓延全世界。美国于 20 世纪 80 年代掀起静坐热潮，静坐教室有如雨后春笋纷纷设立，据估计，光是全美就约有 1000 万人经常静坐；越来越多的医院亦以静坐为辅助疗法。静坐甚至被广泛应用在生活上：美国艾奥瓦大学校区，包括中学、小学，每天固定两次静坐，使得校园暴力大幅降低；西点军校也开设静坐课程；美国通用（GM）公司免费提供员工六周的静坐训练之后，生产力大增；靠近北美的一座监狱，犯人经长期静坐训练后，再犯率因而下降。

此外，越来越多旅游景点也改装成静坐中心，观光客趋之若鹜。美国国家卫生研究院（NIH）甚至拨款 800 万美元给艾奥瓦马荷许医学院研究静坐。热衷静坐的政商名流也不乏其人，福特汽车总裁比尔·福特、影星李察吉尔、麦特戴蒙、导演大卫·林奇、情绪管理大师丹尼尔·高曼、NBA湖人队教练杰克逊等等，都是静坐爱好者，在亚洲，日本、中国台湾地区的民众对静坐的接受度也很高，禅修、静坐中心设遍大街小巷。

　　静坐本就是气功修炼的功法之一，此刻谈的是比较狭义的静坐，属于目前大多数现代人学习的松静式静坐。《大学》云："知止而后能定，定而后能静，静而后能安，安而后能虑，虑而后能得。"静静地坐着，常会悟通许多道理，苏格拉底经常到河边静坐冥想；基督接受约翰洗礼之后，曾于旷野中，历经四十日的默想；穆罕默德也曾进入席拉洞中静坐。静心冥想能产生智慧，静坐蕴含了很高深的道理。现代社会通信发达，现代人又怕孤独寂寞，经常拿起电话讲个不停，并花很多时间上MSN、Skype，不晓得静思能生智慧。英国文学家卡莱尔（T. Carlyle）就说过："蜜蜂不在黑暗中酿不出蜂蜜；大脑不在沉默中生不出思维。"我们在阅读、练琴、写作的时候，不都是安静、孤独的吗？

　　佛典说："若人静坐一须臾，胜造恒沙七宝塔。"可见古代佛家很重视静坐实修。静坐没有时代性，也没有地域性，更不分宗教种族、贫富贵贱，又不要购买器材，的确是人类提升生命境界的最佳途径。现代人静坐的动机除了放松压力，还寄望它能预防、延缓或控制一些慢性病，如高血压、心脏病、偏头痛、慢性疼痛甚至癌症等。《庄子·外物篇》就说过"静然可以补病"，庄子生于公元前368年，早在几千年前他就发现，身心放松能引发身体的自疗机制，自然就有治病效果。

　　科学家发现，静坐时脑部会产生大量低频，促进脑部自我调整功能。班森（Herbert Benson）在《松静反应》一书中说："静坐能影响脑部活动，尤其是大脑边缘系统，新陈代谢、血压、呼吸和心跳速率也随之放慢。"压力大时，免疫系统会降低，容易生病，这是因为心电不正常，致使气血流动发生紊乱；而身心放松，可使气行顺畅，可以改变脑波，脑细胞也开始分泌脑内啡、血清素等物质，增强身体免疫力及抵抗力。这种身心松静的静坐法，即道家所谓的"澄清功""清静功"，目的在于排除肌肉紧张及意识纷乱对身体所产生的干扰，让身体恢复自我调整的功能。

　　这种形态的松静静坐，跟武术、修道的静坐比较起来，因目的不同，所以在功法上也有差异。美国麻省理工学院医学中心减压诊所创立者卡巴金（Jon Kabat-Zinn）博士认为："静坐练习不是技巧，而是一种生活方式。"这是针对松静静坐的"无法之法"而言，其实武术、修道静坐的过程变化万千，必须获得正确的心法才能顺利修炼，心法就是技巧，而且每个阶段的修炼心法不同，足以让人毕生追求。《重阳立教十五论》说："凡打坐者，非言形体端然，瞑目合眼，此是假坐也。"静坐也分真坐与假坐，道家认为，没有"炼气养神"就不是真打坐，真打坐就是要让自身能量产生变化，以期达到"形神俱妙"的境界。

　　静坐在中国已有几千年的历史，除了道家功法之外，佛家止观修禅亦以静坐为主，佛家坐禅大都由数息、观想等入静功夫着手，虽说"坐久必有禅"，但毕竟修炼进程难以掌握。道家认为静坐修性不修命会产生"独坐孤修气转枯"的现象，坐久了气不增反减，反而使身体越来越差，浑身是病。究其原因，是因为打坐时，将身体中的初级能量转成高级能量，但肉体所需的初级能量却没有获得补充。现代佛教的传播方式改变，各大名山的佛殿里善男信女万头攒动，出家人"穿上袈裟事更多"，不但要招待信众，还要忙着办法会、为信众说法，禅坐时间少之又少，很难在实修方面达到高深的境界。

至于民间，自明清以来，修佛的居士大都花费时间在谈心、谈性，沦为文字禅、学问禅及口头禅，更不重视实修功夫。在儒家方面，先秦思孟学派本有养气功夫，后来失传了，故韩愈有"轲之死，不得其传焉"之叹。孔子曾问道于老子，以致赞叹"朝闻道，夕死可矣"，可见孔子也认为道乃人间至高之真理。因为老子言道不言术，史上有孔子与其学生讨论静坐心法的记载，大概也不是跟老子学的。

此后，历朝读书人学习静坐的风气都很盛，儒家静坐大都在强调"修心"。历代先贤如司马承祯、朱熹、王阳明、刘宗周、罗洪先、高攀龙，直至近代的曾国藩、梁启超，都是很热衷静坐的学者。宋代理学家更提倡半日打坐，半日读书，苏东坡、白居易、陆放翁等人还热衷于练气功。

中国文人静坐，大都采用庄子的"心斋"，又称为"听息法"，功法的重点是排除杂念、收视返听，以避免眼见耳闻消耗能量；此外，道家认为"日出千言，不死亦伤"，多说话最耗费元气，尤其与人争辩更加损气伤身。读书人以庄子的"坐忘"为修炼之道，司马承祯在《坐忘论》说："内不觉其身，外不知乎宇宙，与道冥一，万虑皆遣"，指出坐忘时识神会归零，由坐忘而生"定解"，洞彻生死邪正。但是，有人认为应该"守静而不着空"，心无指归、灭断觉知只能入于"盲定"，炼气不宜直接从坐忘着手，还是要从累积能量一步一步地修炼，如果身体败坏未经整理，坐忘必生困难，即使坐忘又有何益？

唐宋以来，许多有名道士都兼通佛家修炼之学，道家守窍，佛家守空，司马承祯的坐忘即受到佛教天台观空方法的影响。基本上，由静坐入手的人容易坐忘，修炼丹田气的人因为全身充满精气，如果没有释放身上初级的能量，要脱离心识进入坐忘反而比较困难，所以入定坐忘，须息心息气，忘却守窍，这就是老子"有欲观窍，无欲观妙"的分野。

现代人练习静坐的方法是"松静"，并不在意丹田气练得如何。如果要守丹田，也是跳过"炼气化精"的心守，直接采若有若无的意守，这种静坐即使久坐得态，也缺少心法以进行下一阶段行气、守窍及运转周天的工程，无法针对身体做进一步的调理。

即使是简易的松静静坐，也有一些应该注意的事项。《张三丰·道言浅近说》云："凝神者，收已清之心而入其内也。心未清时，眼勿乱闭。"采用放松式的静坐，尚未达到心无杂念的境界之时，静坐中最好不要闭目，以免进入幻境。此外，丹宗南派之祖张伯端在《青华秘文》一书中说："心求静，必先制眼。"他认为神游于眼而役于心，所以要制眼使神归心。《性命法诀明指》也说："太闭则神气昏暗，过开则神光外驰。"总之，初期的静坐垂帘塞兑最好（垂帘即是眼睛半开半闭，塞兑即闭口）。

　　但是垂帘也要懂诀窍，元朝肖廷芝在《金丹大成集》中说："何谓帘帏？答曰：眼是也，下功之际，含眼光。"垂帘要"含眼光"，不是将眼皮垂下就好，必须两眼由外向内将光的能量收摄进来，然后将眼皮缓缓下垂，这才叫作"制眼归心"。因为双目为元神所游之宅，五脏精华皆发于目，所以静坐要将眼神回收，以降伏思虑，清心入静。丘处机更认为人的精气神皆在目，他说："人自两目外皆死物也。"所以，修炼必须"回光"，此乃了脱生死之机。

　　《张三丰大道指要》教人垂帘的诀窍是："以眼视鼻，以鼻视脐。"如果守的是二目之中心，则谓之"安神祖窍"，此为炼神之处。此外，如果功夫不到，在家自修静坐时也最好不要将心放空，以免接触到不好的灵气，产生不必要的麻烦。

　　除了松静功之外，近代也有几门个人独创的静坐法。例如20世纪初期，日本冈田虎二郎推广研创的"冈田式静坐法"，功法发表之后一时风起云涌，上至王公贵族，下至贩夫走卒，人人争相学习，岂料冈田却以49岁的壮年猝亡，此功法也就此销声匿迹，无人问津。冈田式静坐法采用起降心窝的方法，无法将气锁在丹田，极易失去控制，加上不会运用阴窍，精气不产生变化，初阶功夫尚可，功夫越高越危险，冈田最后终因过劳而猝死。后来，日本的藤田灵斋大师又独创"藤田式息心调和法"，他虽知道腹压越强，腹部的静脉血越容易返回心脏，腹部不常加压，容易引发瘀血的道理，但他的功法与冈田式一样，也在呼吸时起降心窝，终究还是不符合炼气原理；至于二木谦三博士的"腹式呼吸法"，只要不用心将气带入丹田，基本是一种安全的有氧呼吸。流行一时的因是子静坐法，只是蒋维乔先生本身静坐时的反应实录及经验谈，况且，任意放空意识具有相当高的危险性。如果打坐时出现幻境，《性命法诀明指》教人"舌顶上颚，意念归中"，则幻境自除。

古真云："无气莫打坐，没有麦子空推磨。"道家认为，在炼气化精的初级阶段，由于练功的重点在于气的累积与锻炼，只针对丹田气下功夫，等到丹田发热跳动时，就必须开始意守，进入炼精化炁的功夫，这时候再静坐比较适当。练功初期丹田所炼的气因含有火气，如果硬加催动用来行走任督两脉，将在督脉的"后三关"遭遇严重的阻塞，后三关指的是尾闾、夹脊及玉枕，这三个穴道是人体设计的自卫系统，目的在于防止火气循背上行而伤及脑部。尾闾关为脊椎末端的督脉入口，有些人会因角度偏差而接错位置；夹脊又名辘轳，所谓"夹脊如轮"，夹脊的构造类似电风扇的叶片，受到火气的冲撞会转动阻挡气的经过，令人背部胀痛难当；玉枕又名"铁壁"，也是很难过的一关，火气在此也很容易遇到阻塞。

气转到前身下行任脉时，下十二重楼也是一个难关，胸、腹的交界处也只有位于心窝的一条小通道可以让气下行，这个地方常因污浊的下焦气上浮而堵塞，也很容易因为吃刺激性、冰冷的食物而阻塞，造成道家、医家所称的胃脘（中宫）胀气症状，阻碍气行的通畅。整个炼气的过程也不可以"提肛"，炼气提的是"阴窍"而不是肛门，虽然提肛提久了也可以触动阴窍，但在气尚未炼化之时，提肛会导引火气往背部走，炼气初期的气不宜上背，否则遇三关阻塞会让人背痛、头晕、上火。

一般而言，以意守窍时，男子守丹田，女子则守膻中。静坐日久功深，"地阳"循督脉上升，至灵台逢"天阴"下降，一热一冷交会，好像蒸汽碰到锅盖，自会凝成清凉津液滴下，道家称为"甘露自洒""醍醐灌顶"，令人如饮长生之酒，有祛病延年、返老还童之功效。

静坐得炁之后，自然会感应背部的督脉，发动能量由尾闾进入，这时才能行气任督两脉、河车运转。因为督脉行经神经系统的骨干，周天运转可以调整五脏六腑、筋骨皮肉气机的运行，以达到"身轻体健，容衰返壮"之效。如果丹田尚未得炁，用心电径行周天运转，叫作"拉空车"，日久必得背酸腹胀眼翳之疾。因此，练功还是累积能量比较重要，否则周天运转也发挥不了多大作用。静坐得炁之初，会产生体内能量流动、出现各色光芒、穴道开启等现象，甚至听到天音、看到各类影像，这时候不论是观其窍或观其妙，持续定神修炼即可。

蒲辅周是近代著名的中医学家，他经由静坐获得了极好的健身效果，他说："长期意守丹田，真正入静，就能做到由弱转强，达到任何药物不能达到的治疗作用。"他的说法与庄子相同，自疗作用亦即所谓的免疫功能，要提升身体的免疫功能，让体质由弱转强，练习静坐是一个很好的途径。

佛家认为"防意如防城"，所以利用各种方法杀念头，道家静坐则极少利用数息、止观之类的方法来静心。因为道家有功法，一入座我们的意识立即开始呼吸、守窍、行气，根本没有多余的心思去产生杂念，所以很快就可以使心地清净，许多人在练功之后，常会觉得"脑袋空空"的。功夫练高了之后，行住坐卧都在炼气，常会忘却人世间一切琐事和烦恼，自然而然培养出与世无争的风范。

有一回，弟子问丘处机，一天打坐的时间应该多久？丘处机回答：最少一个半时辰。一个半时辰即是三个钟头，因为能量是随着入静时间累积上升的，时间不够，能量即无法提升到达标准。现代人很忙，就算不能坐足三个钟头，打个对折，最少也要一个半钟头以上比较适当。日本的修道家高藤聪一郎曾做过实验，观察静坐的时间如果没有超过40分钟，根本不会产生效果。而且静坐不可以中断，现代人禅修静坐，有些人静坐半途还离座"跑禅"活动肢体，静坐效果必然大打折扣。脚痛时，觉得打坐的时间非常难挨，但打坐只要真正入静，时间却过得特别快，以为只坐几分钟，其实已过了一个钟头，原因是提升能量、转换意识可以改变我们对时间的感觉。

此外，打坐不必太拘泥于姿势，只要身体端正，颈、背打直，气路通畅即可。《性命圭旨·坐禅图》说："坐不必跏趺，当如常坐。"袁了凡在《静坐要诀》中亦说："凡静坐，不拘全跏半跏随便而坐，平直其身，纵任其体。"静坐的重点在于气的运行，单盘双盘，一般人坐久了双脚必定又痛又麻，怎能定心入静？至于静坐到了较高阶段，盘腿时左脚在上或右脚在上气的流向会不一样，那就等功夫到了再说吧。

但是由武入道者又自不同，练功练了十几年再来学内功、静坐，腿脚气脉已通，身上有气，静坐自然水到渠成。一般炼气的人打坐，循着左涌泉→左腿→阴窍→右腿→右涌泉的顺序逆时针绕圈运转行气，也有助于消除脚麻；或者也可以先观想左脚之后，再观想右脚，如果坐久气足，被观想的脚就会感觉不断膨大而通气。静坐之收功亦与武术、导引术不同。方法是：一面吸气，一面将两手伸直向外画圆举至头顶，两掌手心朝下，然后一面用嘴呼气，一面双掌循着身前向压至丹田，这个动作一共做九次，就算收功完毕。

打坐时，禅家是手结定印，而道家是"握固"，什么是握固呢？就是将两手大拇指按在无名指及小指的指缝之间，然后握紧拳头，仿胎儿之状，叫作"子亥诀"，因为地支手中排盘以无名指为"子"，小指为"亥"，子为天之首，亥为地之尾，子亥为孩，乃比喻静坐者为天地所生，邪魔不敢靠近。

何谓导引术

目前在社会上风行的各式各样的"健身气功"，大多是一些简单的导引招式，其实应该归入"导引术"比较恰当。

中国古代因为江河经常泛滥，生活环境潮湿恶劣，加上工作劳苦，致使人们大都患有关节不利的疾病，所以先贤模仿飞禽走兽"制舞以利导之"，也就是《庄子》所说的"吐故纳新，熊经鸟伸"。先贤以鸟兽的动作配合呼吸，教民众习练用以养生，这就是导引术的起始。东汉的葛洪在《抱朴子》中说："或伸屈，或俯仰，或行卧，或倚立，或踟蹰，或徐步，或吟，或息，皆导引也。"葛洪所指的导引含义很广，凡肢体的任何动作几乎都包括在内，就连散步也算；唐代慧琳在《一切经音义》也说："凡人自摩自捏，伸缩手足，除劳去烦，名为导引。"他把伸懒腰、按摩也列入导引术的范围。

庄子本身是个大气功师，但他很推崇彭祖的导引术，《太清导引养生经》这部书就是在记录彭祖的导引术。据说彭祖活了八百多岁，是中国养生家的典型。凡属养生的本事他样样精通，荀子就曾鼓励人们向彭祖学气功。彭祖还很讲究营养，他善于烹调，曾经亲手做鸡汤给尧帝品尝。中国历朝都有人研究导引功法，导引术在明朝时期集大成，出现的专论包括周履靖《赤凤髓》、罗洪先《卫生真诀》、曹元白《保生秘要》等书。这些练功书的特点是：每个导引动作都要配上"运气"若干口，依病况需要配上的口数不等，古人认为，导引动作必须加上呼吸吐纳，才能产生显著的治病养生效果。

但是，导引与运动、体操究竟有什么不同呢？导引术应该解释为"利用肢体动作导引精气流动的方法"，换句话说，导引是以行气为主要目的，动作只是在指引气流动的角度和方向。隋朝名医巢元方开了辨病施术的先河，主张不同的病症采用不同的导引术治疗，他在《诸病源候论》一书中说："令此身囊之中满其气，引之者，引此旧身中恶邪伏气随引而出，故名导引。"巢医师认为导引的要领是要将身体充气，促进气的顺畅流通，然后引动、排出体内的脏气邪气，练习这类导引，身体必须先有气才行。

到了唐代，司马承祯写了一篇《导引论》，系统地介绍了导引的练法，他提供的动作更加优美连贯，媲美现代瑜伽。元代名医朱丹溪的《格致余论》也说："气滞痿厥寒治者，治以导引。"朱医师认为凡属寒气阻塞而引起的病症，要配合导引动作医治比较有效。

此外，初唐道士成玄英在注《庄子·刻意》时将导引解释为："导引神气以养形魄，延年之道，驻形之术。"这段话又将导引的功能进一步提升，导引可利用神气增益我们的形体及能量，使我们容貌年轻、健康长寿。目前，推广各种导引术的团体很多，经过实验证明，因练习导引而治愈慢性疾病的例子不胜枚举，即使无病多练导引也能长保健康。如果经过明师指导，学会正确的行气心法，导引术甚至可以令人终身不病、返老还童。

古代的导引术都讲究动静结合，即动作加调息，但是现代人学习的导引术，大都以动作为主，如果练习的时候不配合呼吸吐纳，导引术其实跟体操没什么两样。古人设计的导引术，尤其是武术家、修道家设计的动作，因为设计者通晓气的流动机制，所以哪个动作通哪条气脉、哪个五脏，都是刻意安排的，其功能在于利用动作姿势导引行气的通路。

因此，我们学导引术，还是以古代前辈设计的导引招式为好，例如八段锦、易筋经、八卦行功法、太极导引等，还有梅花拳大、小架也是导引术中的极品，站桩功也颇有健身治病的效果。当初研创这些招式的高人，是依据人身及天地间气流动的方位设计的。照着他们设计好的姿势练习，即使本身没有气，只要行气方向与天地几何图形的角度对正了，习练日久即可以引导些微精气流动，对健康甚为有益；如果姿势正确无误，甚至还可以很快地练出气来。没有炼气的人练习导引时所配合的呼吸吐纳，基本上是上一个动作吸气，下一个动作呼气，呼吸的速度应比平常慢，而且，最重要的是必须心情平静，心神和五官都要内观身体里面，才能导引气机流动。有些站桩功不配呼吸吐纳，利用的是身形下沉导气下行，但必须在身心都放松的状态下使身体与气场同步，才会与天地能量感应而产生显著的效果。

太极拳是内家拳，也是很好的导引术，有治病养生的效果。日本人怎么学太极拳？他们到中国找一位老师父走一趟拳，用摄像机将他拍下来，回国以后用刻板的方式将招式的高度、距离用尺量得清清楚楚，然后照着练习，这当然也是好方法。一个身上有气、气脉畅通的人打太极拳，招式一到位，气机自然到位，所以姿势对错自己就会调整，打得对不对自己心里明白得很；尚未得气的人只好依样画葫芦，葫芦画得越像效果当然越好。

在这里，我们顺便谈谈"气功态"及"自发功"，这也是导引术的运用。明朝高濂所著的《遵生八笺》搜录了气功健身理论及各种导引法，在八段锦导引法里面有一些口诀："河车搬运迄，发火遍烧身，邪魔不敢近，梦寐不能昏，寒暑不能入，灾病不能侵。"一个人练到了精炁合一的境界之后，能将热能、电场布满全身，就可以进入"气功态"，不但能让细胞得到能量，也可以清除身上的脏邪之气，限制细菌存活的空间。

宇宙天体以圆形运转，包括我们所处的地球也在转动。古代的读书人念书的时候摇头晃脑，头部不断转圈圈，头部的脑波本来就很习惯感应外界的气场，转久了自然就与天地的能量同步，达到炼气的效果，所以是一面读书，一面炼气强身。近来，坊间流行"绕圈子"的功法，让身体不断地转圈圈，期望能与天地能量共振，其原理相同。

宇宙充满了各种频率的"震波"，一个人在意识、身体两方面都朝着震动的意图进行，久而久之也能与天地的震波共振，产生"自发功"。因为自发功必须利用自身的气去感应外界的气，所以在闭目的时候比较容易启动，原因是闭目能改变 α 脑波；但是炼气有成的人，可以用意念切换自身的频率，启动自发功。

一般而言，任脉主静，气行任脉并不易产生自发功，但是脊椎下端的仙骨感应到气的时候，身体马上会有震动感。因为督脉为阳线，阳线才能产生动量，基本上，奇经八脉是人体与外界能量沟通的管道，所以督脉、跷脉、冲脉、带脉发动都比较快；此外，由于手部的劳宫穴是气的主要出入口，因此两只手也很容易受到感应而做出大车轮的动作；我们的头部脑波很灵敏，所以头部也很容易启动。

自发功可以达到开脉通气的效果，梅花门的练功方法，在建立丹田气之后，不但搭配有肝功、肾功、脾胃功等锻炼五脏的辅助导引术，也常利用自发功来协助开通气脉，这与坊间的外丹功、自发功一入门就学发动是不同的。自发功的原理是利用外界的能量来震荡体内的气，因此最好先在体内建立一个能量中心。易言之，即是自己先装设一个电瓶，外气绕着电瓶转，即可将气入电瓶。人可以盗天地，相对而言，天地也可以盗人，自身不带电，就引动外电，易被外电所控制。练习自发功的人，因为自身的气与外界的气贯通成为习惯，在身体虚弱、心情低落的时候，或到外界气场较强的环境中，常会不由自主地被外气引动，造成恒动不停的现象。自发功启动之后，必须保留小部分的意识当家，不可全部放空任其自动，犹如车子开动之后必须握着方向盘，不能任其乱冲乱闯；丹田灵活，练完自发功之后可以纳气归炉，比较安全。自发功最初是绕着圆周转动，日久功深，等到气聚中心，或者能量转化之后，即会由动转静。

自发功启动时，有一股外来的力量让人不由自主地拍打按摩病处、点穴、舞蹈、结手印，或做出各类导引姿势，有的还可画符、念咒及见到异象或闻到异香，有人甚至可以打出一套"神拳"，而且打出来的拳架、风格有很大的差异。我曾见过道友打出门神的拳法，拳架极为威武刚猛，也曾看过有人在太上老君座前打出的神拳，拳风飘逸优雅，其中奥妙耐人寻味。自发功的各种反应大部分是有"内容"的，这些内容不可能无中生有，启动自发功时须进入"半睡半醒"的状态，应是借着脑波的相应，接收自然界的不同信息。由于练习外丹功、自发功，开启了身体能量与外界沟通的管道，外来能量有好有坏，如果练功者本身并没有自保之道，应慎防外邪入侵。

专门研究静坐的席长安在《静坐原理》一书中谈到他能"快

步轻松走"，一位美国的网友也提到她有同样的本领，在快步走时，感到心境空明，身轻如燕，其原理如同武侠世界"步履如飞，顷刻数百里"的轻功、草上飞、踏波行，都是自发功的运用。在一般人的印象中，练轻功应该在脚上绑上沙袋，逐渐增加沙袋的重量来练脚力，培养弹跳的劲道。其实，真正的轻功是离开心、脑指挥身体运作的系统，改变意识而产生道家所称的"反八卦"，采用心法启动自发功让腿脚自动，不受引力的控制；高阶的轻功，还可以在脊椎尾端及肋下部位的穴道旋转进气以控制推动力，可惜的是，因为没有人专练，这些心法终将失传。

基本上，自发功只是震动、摇荡身上的气，最好还要加上排浊的方法，否则浊气无法排出，一旦上攻后果堪虑。除了常见的自发功之外，睡功也是利用这个原理，我们在睡觉前练睡功，入眠后身体会与天地能量共振以致整晚自动练功，第二天醒来，身上的震波还在，接收到的是高层频谱的能量。

按摩的要领

有位亲戚在内湖巷子里摆摊子，有一天我去看她。隔壁摊卖卤味的中年妇人当天无法做生意，也过来聊天，原因是她的脖子不能动，说是"落枕"，当天看了西医而且也请中医推拿过，却都无效。我叫她坐好，在她的脖子按摩几下，再叫她动动看，她惊奇地说："咦？可以动了。"旁边一个老妇人立刻凑过来，说她年轻时扭伤脚踝，几十年来经常疼痛，不耐久站，我帮她按摩几分钟后，脚也不痛了。

按摩要分析病机病理，我看中年妇人穿着一件落肩的洋装，判定是因她摆摊工作流汗，脖子长期裸露在外导致吹风受凉，现在的枕头那么柔软，落枕的机会其实很少，我摸她的脖子有一个硬块，将它揉开让气血通过就好了；而老妇人的脚踝，我一按下去，发现肌肉深层有一条细血管已经硬化，是久年的扭伤所致，我把它揉软，血气一通，也就好转了。

据报道，台湾地区的民众每年所消耗的酸痛贴布将近一亿四千万片，可见为筋骨酸痛所苦的人很多，尤其是上了年纪的人，身上总有几处地方感觉不舒爽。

几千年前我国已有利用按摩治病的记载，可惜最早的《黄帝按摩经》早已亡佚，但《内经·素问》尚有"病生于不仁，治之以按摩醪药"之句，名医扁鹊就曾用按摩术治愈虢国太子的尸厥症。按摩用于医疗始于春秋时代，盛行于隋唐，在隋唐的太医院里都设有按摩博士一职。按摩术于天宝年间传入日本，日本人颇富研究精神，其技术大有精进，日本人高野太吉即曾用按摩治愈孙中山先生的胃病。目前，民间按摩最流行的是我国和泰国，到泰国旅游时大多数人都会去马一节，按摩过后通体舒畅。

通常我们帮别人按摩之前，要先听听患者诉说病因。如果是新伤，有两种情况不能按：一是骨裂、骨折，二是伤处仍然处于血肿、气肿的状态。如果新伤很严重，最好请患者到医院照 X 光检查一下。陈年旧伤就没问题，在听完患者倾诉病因之后，我们还要寻找病灶的正确位置，然后用手指按进去诊测病情，大凡气瘀会隆起一个小馒头似的气团，试探气团的软硬程度，气团越硬，表示阻塞越厉害；筋络移位也会造成气不通，按进去会察觉到有一段筋络发硬；如果都找不到气瘀及筋络的毛病，要再用力往深层按进去，也许你就会发现一条深层的血管已经硬化；此外，病灶也可能出现在穴道，或隐藏在肌肉与骨骼交界处的骨膜。总之，要先判断成伤的原因，才好下手按摩。颈部的阻塞要小心按摩，不要伤及颈动脉；肩井穴、膏肓穴等重要穴道的阻塞，没有经验的人最好不要乱按，以免发生危险。

"通则不痛，痛则不通"，不通大约有两个原因：一是风邪淤积，一是气血阻塞，其实这两者又常互为因果。"血得温而行，得寒而凝"，气体遇热膨胀，遇冷收缩，到零下 273.15℃ 的绝对零度，气体就不存在了。秋冬气温陡降的时候，许多老人的循环系统都会出问题，血气的活动力与气温有关，气温降一些，血气的活动力就差一些，所以寒冷会阻碍血气的运行。我们的肩部、颈部、头部没有衣物遮蔽，如果长期受到风、湿、冷的侵袭，很可能造成气血停滞，因此，不管白天还是夜晚，这些部位都要好好保护。

我们在工作或运动时，都需要气的支持，尤其在肢体受伤时，气更像救火队大量集结到位进行保护。在这种情况下，大量集结的气血如果没有散去，或因死亡的细菌、细胞、血球堆积，便造成瘀气、瘀血，医学上叫作"病态兴奋灶"，亦即形成气血阻塞的痼疾，运动中受到伤害大都是这个原因。

身体阻塞通常有三个病征：结块、血瘀、气瘀，有时候也会两种或三种病征合并出现。结块的地方表示阻塞已经固化，对健康极为不利。因此，我们偶尔要花点时间关心自己的身体，检查一下全身哪里有硬块，除了四肢之外，肚子也很容易长硬块。肌肉表层的瘀血通常一段时间就会散去，如果乌青不退，最好把它揉散；一旦伤及深层肌肉，造成血管受伤硬化，就要下重手法攻进去按摩；气瘀则大部分集结在筋路、肌肉与骨骼交界处以及穴道等地方。

按摩的手法有按、摩、推、拿、捏、点、拍等二十几种，还有用脚踩的，或采用按摩棒等工具。用按摩治疗各项疾病时，与针灸一样，也讲究配穴，但有一种直攻"痛点"的方法，叫"阿是穴疗法"，因为痛点往往就是阻塞的中心点，患者往往觉得整个部位都痛，其实其中有一个痛点，痛点就是病灶，按摩就像带兵攻击敌营一样，要直达中帐擒拿主帅，光捉些周围的小兵小卒没啥用处。既然是痛点，按下去当然会痛得哇哇叫，但长痛不如短痛，再痛也只好忍耐啰。痛点揉开之后，四周也要加以按摩，一次按摩十来分钟，每天一次，继续揉个三四天才可以，否则那些散兵游勇又会集结成一个军队。

帮人按摩，必先练出很强的手劲，而且要用"拉磁场"的功法将气布到手上来，以增加发气攻病的效果。有人说按摩之后，病灶会转移，其实不是这样的。举例而言，如果一个部位有三个痛点，我们将最痛的那一点称为"老大"，次痛的为老二，再次痛的为老三，当老大在痛的时候，老二、老三是不会痛的，老大治好之后，老二便开始痛，同理，老二治好之后，老三才开始痛，所以要一个一个收拾。

头部的按摩方法又略有不同，全世界的头痛人口也很多。据台湾头痛学会统计，在过去一年内曾因头痛而无法上班、上学的人口比率高达54%，而且约有14.4%女性患有偏头痛的毛病。偏头痛古称"头风"，不但中国的曹操、白居易会头痛，连外国的歌王猫王、画家莫奈都为头风所苦。我的阿姨在一个简陋的市场卖菜十余年，长期受到风吹雨打，患有很严重的头风，我用按摩将她治好了。医生治头痛大都投以药物，大多数的患者也都自己买成药来吃，比较难以根治。头痛的病根大都隐藏在头骨的凹陷处，例如太阳膀胱经引起的病因停在风池穴（风池顾名思义就是会积留很多风），阳明胃经引起的病因停在太阳穴（偏头痛），而且用脑过度、烦恼忧虑也会造成残余磁场停留头壳而造成头痛。

人的头骨并不是完全平整的，如果仔细检查，会发现头骨上有许多凹陷，凡凹陷之处即容易贮留头痛的冷、热因子，必须用按摩的方法让这些因子散化。找到痛点，亦即这些因子集中之处，每天施以按摩三五分钟，几天之后头痛大都可以缓解，但头部为神经总枢纽，按摩力道要好好拿捏，以免伤及血管。为了避免头痛，每次洗头一定要吹干，头部最好也不要常淋雨、吹冷风，睡觉时电风扇、冷气直吹头部更是一大禁忌。

要避免运动中受伤害有一个原则：每次运动之后，如果觉得身体哪个部位酸痛，建议你洗个热水澡或热敷一下，擦点药膏，及早把它揉开，若让它日久成为病灶就比较难治。但在接受按摩的时候还有一个要领，被按摩的人要吸足气，然后闭气，用念力去顶住被按之处，这样做不但效果好，也比较不容易受伤。此外，按摩要避开动脉行经之处，以免伤及动脉发生危险。

帮人按摩时必须与病人身体接触，这里又衍生出另一个问题。我手边的旧资料显示：台大医院耳鼻喉科教授林宗洲五十几岁死于鼻咽癌；肝癌研究权威林文士死于肝癌；泌尿科教授谢有福死于肾脏癌；此外，日本癌症协会理事长也死于癌症。医师常死于自己执业的相关病症，医学界迄今仍觉是个"谜"。

其实，我在帮中年妇人按摩脖子时，我的脖子也痛；我在帮老妇人按摩时，我的脚踝也是痛的，为什么？那是因为"能场感应"的关系，我的身体是一个能场，她们的身体也是一个能场，两个能场靠近就会互相感应，她们的能场出现故障也会反映在我身上的同一部位。换句话说，患者的病气会通过能场的感应而移转到治疗者身上。

在12世纪，包瑞克（Boirgc）和里标尔特（Liebeault）即发现人体有类似"流体"的能，它在一定的距离内可使人与人之间相互作用，在人与人相处的场合，每个人都能对他人产生健康或不健康的作用。举例而言，老公气功练得好，老婆睡在旁边就可以捡些现成的；古时候练功的人有一句话"若要功夫高，跟着师父跑"也是这个道理，经常陪在师父身边，不但可以多听一些功法原理，而且师父头顶上就有一把能量的大伞，在其庇荫之下，可以分享一些能量；"一人得道，鸡犬升天"虽然说的是淮南王刘安服食灵药的故事，但是，道人周遭充满能量，的确连身边的鸡犬都能受惠。

人与人相处能场都会相互影响，何况是身体直接接触？有一位针灸师说，他帮病人针灸一段日子之后，发现自己体内的气被病人吸走了，那是因为病人元气耗损殆尽，就像一个有吸力的空瓶子，接近病人，自己身上的气就会往空瓶子流动。因此，帮人按摩，自身的气不但会损耗，而且会感染病气，按摩之后除了必须补气，还要运功将病气、脏气往外排出。

各科医师接触的病人都是同一个部位故障，多多少少会受到能场感应的影响，自身的同一部位常会与患者的病处能量共振；尤其是医师过度疲劳、情绪不佳的时候，因为本身气机散乱，最容易受到病气的攻击。据统计，医生的寿命平均比一般人要少十年，这不是没有原因的。如果你有医生朋友，千万要劝他看病时保持愉快的心情。医生最好也练气功，帮人家医病，也要懂得保护自己。《抱朴子·至理篇》说："多炁者可以入大疫之中，与病人同床而不染。"有精炁防身，接触病人时不容易被感染，在碰到类似 SARS 流行的情况，也可以自保。

一旦吸入病气，就要利用各种方法将它排出。在"留言板"上有一位网友告诉我，他以按摩为业，在训练期间师父就教他，在按摩的时候要口中念咒，并观想丹田，如此一来，不但按摩不觉得累，而且病气也不会留在身上。这一招倒是出乎我意料，我问他，是不是在念咒、观丹田时，丹田会微微地震动？他回答说："对啊，我以前怎么没发现？"因为据我的推想，念咒时观想丹田，能利用音波的能量震动丹田，因而产生聚气、排浊的效果。

排浊的方法林林总总，有人对着大树练，或跑到山上森林中炼气，将浊气输给树木，并将树木的清气抢过来。不过，与树木对练要懂得方法，而且不能找太大的树，如果大树的灵气胜过你，你可要倒大霉啦。

气功师发放外气为人治病，也是利用能场感应的原理。病人的患处大都肇因于气瘀、血瘀，或有坏的能量、坏的物质堆积，气功师将强大的气场加诸患处，可以引导患处气机流动，"气行则血行"，气血流动就能破坏病灶，达到治病的目的。

我认为，发功治病最好要再佐以按摩，运用拍、推的手法，震动患处的固形物并使其分解排出，固形物不清除，日子久了可能会再发生堵塞。发功为人治病，同样会损失自己的元气，而且多多少少会感染到病人的坏能量，必须将这些坏能量排出去；如果碰到的是因果病，那就更加麻烦。

这里我们顺便提及另一种与按摩相关的医疗术：1985 年美国人帕尔玛（D. D Palmer）开发了脊椎矫正术（chiropractic），经过长期的研究，他发现脊椎骨常因为半脱位而导致脑部精神脉冲干涉，并压迫脊椎骨上的神经之事实，导致四肢酸痛、器官机能下降、身体自然治愈力变差等症状。我们平日姿势不良，或因工作、运动、搬重物甚至跌跤，大部分的人都会有脊椎半脱位的现象，身体的许多病变都来自脊椎受伤。

脊椎矫正术在中国武术中被称为整脊，整脊之后还要拨筋、理气、正形，脊骨的脱位也会造成筋肉的移位及受伤，以致形成气的阻塞。因为脊椎及其两旁的筋肉必须有气的支撑才能维持其强度，如果仅仅整脊，不把筋络拨回，将气打通，矫正过的脊椎容易再度脱位。据我所知，在台北市内湖成功路的巷子里有一位拨筋理气的高手，常有运动选手去找他医治运动伤，可惜他不整脊，如果你在别处整脊之后再经他施术，才算完成整脊、拨筋、理气的疗程。最后的正形最为深奥，正形与现代的整形美容外科不同，气功师必须观内景看出病人全身的气是否均衡，看哪个部位的气有偏斜、阻塞，还要用很强的功力将之调正打通。

古真云："道在苦修妙在传，须得明师点玄关。"练功的人最期望获得师父"指点"，所谓"指点"，其真正的意思是"用手指点开穴道"，有时候师父是用手指直接接触穴道，有时候则是隔空开穴，这跟发功治病的原理类似，但师父开穴的气更集中，穿透力更强，而且气更有内容，等于在你的穴道种下一个"磁母"，成为练功的原料。开穴必须借用天地的能量，而且包含宗派传承的意义在内，这是功夫里面顶尖的秘诀，门派的掌门师父通常只会传授给"传人"，其他徒弟别想听到一个字。至于一般的灌顶，只是用能量诱发脑波改变而造成共振，虽然也可以引进能量，但其穿透力及内容并未达到开穴的程度。

气功的分类

前文提到"气功"这个名词是近代才风行的，由于对它的命名有异议，因此，虽然有许多人试着给它下定义，但终究不能得到多数人的赞同。目前大多数人采取刘贵珍在《气功疗法实践》一书中的说法，"气"即是呼吸吐纳，"功"即是"方法"，气功就解释为"练习呼吸的方法"，这个定义的说服力的确很薄弱，呼吸吐纳只是练气入门功法，但无法统摄往后产生的种种变化。

气功的"气"如果单指呼吸之气，在"炼气化精"的阶段因为所用的材料是后天气，叫作气功倒也恰如其分，但是到了"炼精化炁"的阶段，所用的材料已经变成"精"了，是不是应该改为"精功"呢？依此类推，接下来就是"炁功""神功"，若以气功一词涵括全部，在语义上就不够精确。《中山玉匮服气经》说："气功妙篇，气术之道略同。"此书中亦只将气功归入伏气功夫一类，据我所知，数千年来历朝道家也从未提起"练习气功"这类的字眼。

任何学科之分类，大凡以领域为总纲目，底下再依内容之不同分成大类。自古以来，论及炼气前人都是以"功夫"为总纲目，功夫底下再分为外功、内功两大类，这种分法眉目清楚，不致混淆，就像我们学音乐，音乐是总纲目，底下再分器乐、声乐两大类。外功可定义为"锻炼人身外在形体的功法"，项目包括拳术、兵器、暗器、轻功等，现代新兴的运动、健身术也都可以归于这一类；内功则可定义为"锻炼人身内在能量的功法"，项目包括导引、静坐、观想等，不论采取什么姿势，不论什么功法，凡是触及能量及意识的锻炼，都可以归属这一类。

至于练习气功的方法，目前流行的说法是调息、调心、调身，这是佛家坐禅"善调五事"其中的三调（加上调食、调眠为五调）。但是，炼气进入高层阶段之后，就不再伏气，进入胎息阶段甚至也不再调息；另一方面，进入炼炁阶段之后，用事主宰亦不再用心而改为用意。因此，气功三调不能总括全部的炼气过程，顶多只算是炼气的入门方法而已。

有人把气功分为"静气功""动气功"以及"硬气功""软气功"，这些说法值得商榷。因为气的内容并不因身体的动静而产生变化，比方说，一个炼气的人，用的是同样的炼气方法，但是他坐下来就是"静气功"，配上导引动作以后就变为"动气功"，这种说法未免太过勉强。我认为，静气功就是静坐，动气功就是导引、武术，还是沿用古人的用法较为恰当。

此外，"硬气功""软气功"的说法更有疑问，炼气的人利用"布气"的方法锻炼筋骨皮肉，造成强力的防御力和摧毁力，这是气的运用方式不同，不是气的本质有所不同，所谓的硬气功顶多只能归类为"武术气功"。

还有人将发功治病说成"发放外气"，其实也不妥当，气运行全身，身体内外都笼罩在一个整体的气团里面，体表不能隔绝能量，皮肤内外的气是一体的，发功时也是由体内将气发出来，并非单纯使用体表的气。所以，气不该以体表为界限分成内气、外气，以气功为人治病，简单明了称之为"发功治病"即可。

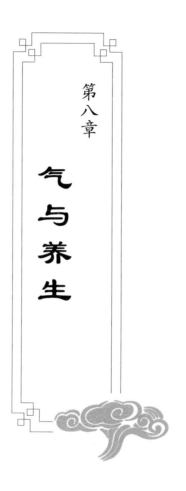

第八章

气与养生

排浊纳清保健康

中国四川老人李青云生于清康熙十七年，活到二百五十多岁，他本来长居深山以采药为生，但于民国十八年移居县城之后，第二年就逝世了；英国农人巴尔于 152 岁时蒙国王召见，在伦敦的爵士家因吃了丰盛的筵席致死，为什么这些寿星经不起尘嚣的摧残？其原因应该是久居山林的洁净身体，被城市的脏物污染了，长保畅通的气脉突然间被阻塞所致。

最注重形体练养的东晋修道家葛洪在《抱朴子》一书中说："欲得长生，肠中当清；欲得不死，肠中无滓。"他指出若要长生不老，必须先将肚肠清干净，不可留有宿便脏物在其中；诺贝尔奖得主俄国生理学家爱黎·美基尼可夫（Elie Metschnikoff）在他的《长生不老论》中也说："食物在肠内腐化，产生有毒物质，被肠管吸收，循环全身导致衰老。"人会衰老的原因，部分是源于自体中毒，除了消化产生的毒素之外，我们还吃进、吸进了许多化学毒素。同时，体内死亡的细菌，细胞，代谢过程所产生的废物、自由基以及运动所产生的乳酸等等，都会累积在人体里面损害健康。

物质有固体、液体、气体三态，同样，我们身体产生的废物也有三态,排便是固态,排尿、排汗是液态,呼吸、放屁则是气态。固态、液态是实质,而且有重量,会产生便意、尿意而催促我们上厕所,不容易积存体内,除非患了长期便秘;身体有浊气的时候,虽然呼吸、放屁能排掉一些,但仍有不少积留体内而不自觉,长此以往就会发生自体中毒。一般人身上浊气很盛时,会觉得身体酸痛、不舒爽、精神不济,浊气沉淀下来之后,它就会附着在我们的组织及器官里面。

俗话说:"一屁千服药。"屁放不出来,是一件相当严重的事,君不见,开过刀的病人都眼巴巴地等着放屁,因为手术后放屁才能进食,等了好几天,病人终于放出屁来时,就像天降福音一样,亲友们都欢声雷动。因为腹部的腑气属阳,利补不利泄。留日的庄淑旗博士认为,肠内的废气如果不能很顺畅地排出,滞留在肠内会压迫肠管周边的神经和血管,成为万病之源。

练气功的人,早上起床都会放一个又长又响的屁,名为"功夫屁",因为我们的内脏经过一晚上的排毒,毒气都下行储存在肚子里,非将它排出不可。我们最好养成早上排便的习惯,将整夜累积在肚子里的毒物、毒气趁早清除干净,否则毒气会被大肠再吸收、循环到身上来,而且排便不定时也容易造成便秘,对健康极为不利。

脏气为什么会影响健康呢?记得上初中时,自然课的老师解剖兔子,只见老师用一个注射器将空气打入兔子体内,不一会兔子跳动一两下就死了,这显示空气阻塞血流会致命。我们的身体如果长期储留脏气,同样会阻缓气血的流动。人身胸腹之间的心窝处有一个狭窄的通道，我们的大动脉、大静脉以及大气脉都由此通过，胃肠胀气时，容易阻塞这个通道内气血的流通，严重时会致人死亡，医学临床上有许多"原因不明"的猝死者，常发现胃部有异常胀气的现象。

清气会推动血液流动，浊气停留的地方反而变成"气阻"，就像电流碰到电阻就难以通过一样。阻塞身体的类型有三种：血瘀、气瘀、痰瘀，其中气瘀无迹可寻，最为难治。体内脏气越多，气脉阻塞得越厉害，对健康就越不利。我们平日如果多吃含有益菌的优酸乳，对清除体内废气有些帮助，但是要彻底排除积藏在胸腹之间的浊气并不容易。

"排浊纳清"对练习气功的人而言，是一项很重要的工程，最好能达到《吕氏春秋》所说的"精气日新，邪气尽去"的地步，因为气也要天天新陈代谢，才能保持健康、长生不老。排浊纳清的工程又要分气、血两方面来进行：（1）血的方面：要利用干净的血，将肮脏的血推向身体的过滤系统，如肝脏、肾脏，以清除毒素废物。（2）气的方面：要利用清气去推动浊气，将积留体内的浊气排出。随着年纪的增加，我们体内的气逐渐减少，血液也变得又浓又脏，不但清除废物的功能下降，而且容易造成血管沉积硬化而阻塞。

武术家有一句口诀："气洗血，血洗五脏，汤水洗六腑，汗水洗筋骨皮肉。"我们练丹田气时，让气和血在丹田里混合，以阳气的动能让血气化、活化，血液便能恢复良好的功能，在流经五脏的时候就能清除其中的浊气，所以说"气洗血，血洗五脏"；

喝汤喝水能润泽消化、泌尿系统，并利用排汗冲洗积存在筋骨皮肉里的废物，所以说"汤水洗六腑，汗水洗筋骨皮肉"。《内经》云："气血交融，其病焉在？"气血通畅，则百病自愈。气的性质与电一样，都是由阳向阴流动，要让气流动有两个方法，一是以阴引阳，一是以阳攻阴，这都需要清气流量够大、动力够强，气脉较细之处还得要长期攻坚，才推得动浊气，将它排出体外。

人体有一个奇特的现象，长久以来，科学家发现人体的内脏是地道的"左派分子"，因为它们大都偏向左侧生长，心脏如此，肝脏、肺脏、脾脏及胃肠也如此，这个现象使得科学家百思不解，其实这就是"左脉升，右脉降"的原理。"左行气"上行，"右行血"下行，左脉提供气化、生长的能量，右脉则用来沉淀浊气、新陈代谢，因此内脏会偏左发育。

科学家也发现，多数人左右肢体的皮肤温度并不相等，其皮肤电位活动也有不同步、不对称的现象，为什么会这样呢？这就是阳气往阴气流动所产生的现象。人身上半身属阳，下半身属阴；左半边属阳，右半边属阴，所以血气一定是由上而下、由左而右循环流动的。《内经》云："阴阳者，血气之男女也；左右者，阴阳之道路也。"阳主动，所以我们的心脏偏左边；阴主静，所以我们的肝脏偏右边；我们的消化系统也都是向右边开口的，心静的时候你可以察觉放屁也是由肛门的右边排出，所以左边是身体生长的方向，右边是身体排浊的方向。我们的阴窍引气入地的路线共有三条，中间是正道，加上左右各一条，左上右下，所以排浊入地应该用右边这一条。

第八章　气与养生

要明白这个道理，我们需要根据下列三个方法来实验：（1）多用点力气呼吸，会发现左边的鼻子比较通，右边的比较塞（这是白天的现象，夜晚则相反）。（2）天气热时，即使没有运动，你会发现左边的腋下比较干，右边比较湿，表示右边排汗较多，气味也比较臭。（3）站三七步时，你会发现站右脚时比较顺、比较耐久，站左脚就有点怪怪的，因为右脚的气是下行，左脚的气是上行，顺行当然比较舒服。

以上三个实验，可以让我们体验气是由左往右流动的原理。但是，主静的右边如果经常缺少运动，便较容易阻塞，所以平常我们就要多动右边。左撇子运动的是左边，右边太静，所以根据英国的调查发现，左撇子罹患气喘、糖尿病的概率偏高，罹患局部溃烂结肠炎的比例竟高达21%。我们练习气功，如果能练通左右脉，排浊就具有主控性，将左脉串联右脉成为一个循环圈，左脉的动能就会推动右脉的浊气往下排，尤其是"肝阳上亢"的时候，将左右脉连通绕行数圈，肝火自然下降。

浊气的成分是什么呢？物理学家薛定谔在《生命是什么》一书中指出，由于人体熵值的增加，会造成身体内热以致功能失调，使人体抵抗力下降。炼气可使人体负熵化，排除体内多余的火气，其原理即因炼气能加强体内气的循环，以清气代换体内的浊气。在人体的浊气里面，火气、废热占了相当大的比重，医学界很早就发现老化可能和身体慢性发炎有关，认为器官的局部神经受到强烈的刺激时，会影响组织而发生负性营养反应，提供细菌发育的良好环境，以致遭到传染而使组织发生坏死、发炎等现象。医学家认为，人体体温如能降低一至两度，则可多活几十岁。

金元四大医家之一的朱丹溪认为，内脏发炎导致衰老，其病因在于阴气不足、阳气有余，叫作"阴虚内热"，因此主张用滋阴泻火的方法防治老年病。他的理论对后世影响很大，使得清代江南的医学家多主张养阴延年；明代医学家张景岳则认为"阳非有余，真阴不足"，而成为"温补派"首领，总之，上述这些说法的原理都大同小异。

因为脏气尚属物质，所以排浊纳清所用的气是比较偏向物质的"精气"，才有足够的动力将之推动；至于人体内的阴邪之气则比较偏向能量，所以要用比较偏向能量的先天气加以驱除，先天气作用于神经系统及人体电路，并不能用来打通气脉、排除浊气，不同的气各有不同的功用。

基本上，任脉用来补气，督脉用来发气，因为排浊需要推进力，所以要走背部督脉才有足够的动能，也就是所谓的"走阳线"。一般而言，行气督脉大都是由下而上，但是唯一例外的是脑部排浊需要采用"督脉逆行降浊法"，气由头顶沿督脉下行入地；胸部腹部的排浊功法则较为复杂，须先发动丹田混元气，打向背后的仙骨，行气上升至夹脊，然后快速旋转夹脊，打向前胸，再向下行，经过心窝之狭小管道，经过丹田、阴窍循腿部内侧阴经下行入地；另一种功法是升左脉，降右脉，打通三焦气向下排浊。进阶的功法是长期意守肚脐及丹田，使胸、腹之间的穴窍气脉一一打开，将隐藏在气脉之中的浊气排除净尽，但是要打通全身经脉，功法相当繁复，须经过漫长岁月修炼，可说是炼气过程中最大的挑战。

排浊功法还有"天门排浊法""静脉排浊法""对流排浊法"等等，种类繁多。大凡功夫到了一个境界之后，炼气的人都会花很多心思研究排浊，也常有人创出自己的独门心法。毕竟对我们的生命产生最大威胁的就数浊气及邪气，这两样东西不除，功夫再高也是枉然。

打通全身经脉之后，只要经常保持身上的气由上而下同步顺行，大体上就不容易存留浊气。但是排浊也要预防泄之过甚，损及功力，在泄净浊气之后，我们可以在气入尾闾之际，反向扭转攻入胎元，就能补足元气。

在万头攒动的大卖场、舞场或类似资讯展之类的场所，浊气都很重，最好少接近。身体中除了物质性的浊气之外，也会有能量性的阴邪之气侵入，必须运用"起火降魔"的功夫加以清除。

通三焦、降火气的方法

排浊纳清最大的难题在于排除胸中的脏气，因为胸部被肋骨包围，里面有心脏、肺脏等器官，不容易运用外力加以运动，所以胸部经脉最难打通；而且胸部的神经节点和穴道特别多，是全身最容易堵塞的地方，丘处机在《摄生消息论》中说："风冷易伤腠理。"起风天寒时要注意保暖，否则会使胸腔的气脉闭塞，老人在气候变化时血气循环即容易出问题。在炼气过程中，经常会发生胸腔"点痛"的现象，让许多炼气的人吃尽苦头，而这些痛点有时是五脏不调的反应。

晚唐女道士胡愔著有《黄庭内景五脏六腑图》一书，专门讨论五脏六腑的生理、病理、诊断及治疗，她说："五脏坚强则内受腥腐诸毒不能侵，外遭疾病诸气不能损，聪敏纯粹，祛老延年。"胡愔所说的"腥腐诸毒"，除了食物腐化所生的毒素之外，还包含现代医学家说的人体熵化所造成的内脏发炎现象，有如鱼、肉不新鲜时发出的气味一样，在练功时，偶尔嗳出来的气会出现这种味道；有些中年人身上经常会发出一股臭味，也是内脏发炎所致。人会生病、老化、死亡大都源于内脏发炎、硬化、长癌，如果我们能够保持内脏之洁净及强固，让内脏的功能运作正常，则健康长寿有如囊中之物。

要清除胸腹脏气，必须打通三焦，何谓三焦？明朝著名医学家张景岳将研究《内经》的心得写成《类经》一书，他指出三焦是："脏腑之外，躯体之内，包罗诸脏，一腔之大府也。"易言之，在胸腹之间，除了五脏六腑之外，其他的空间统称为三焦。三焦主持诸气，总司人身体内气化之运行，医书上说："上焦如雾，中焦如沤，下焦如渎。"下焦最浊，中焦其次，上焦较清，为什么我们的身体要设这种机制呢？因为我们的脏腑温度相当高，必须有气在周遭流动，才能常保新鲜，不致腐败，所以《难经》说三焦是"主通行三气，经历于五脏六腑"，即指三焦气是不断在脏腑之间流动的气，让脏腑的气能够新陈代谢。内脏发炎是影响健康及寿命的一大原因，要改善这个情况，打通三焦气乃最佳解决之道。

清末精通中西医学的唐宗海在《医经精义》一书中说"胸腹之内，通身之膜皆是三焦"，三焦就是连着胸腔、腹腔以及脏腑的那些"膜"。《性命圭旨》又说："膈膜在肺下，与肋腹周围相着如幕，以遮浊气，使不熏蒸上焦。"我们吃下的食物在肠子里腐化，肠子所储存、吸收的气是食物腐化之后的浊气，它必须经过三焦一层一层地过滤，才能成为比较干净的气，让我们脏腑的气能够以清换浊；而且肠子吸收的浊气带有火气，如果过滤功能不良，火气直袭上焦，中医称这个现象为"上焦有火"，患有这类毛病的人相当多，调理起来颇为麻烦。

三焦气必须周流不息，因为上焦的气积久了也会变脏，所以也要不断地流动、更换。人体的三焦本来是通畅的，随着年纪的增长以及体内废物的累积，各层的过滤效果会逐渐变差；上焦的气脏了也必须往下排，而上焦往下排气的管道最容易堵塞，所以炼气要打通三焦，让它恢复循环代谢的功能。人体的构造都是一正一反的，任脉、督脉是一上一下，同样，三焦也是左脉上、右脉下，如此才能造成三焦气的循环。

浊气外排时，上行为打嗝、嗳气，下行则为放屁。浊气下行外排时，也会将丹田里的一部分清气带出去，但还是应该将它排放干净比较恰当。一些修道者认为气很宝贵，主张紧撮谷道（肛门）忍气使不外泄，反而对健康不利。纳清与排浊是一体之两面，炼气之初，我们将清气吸进体内，就会驱逐浊气，这时会产生腹泻、皮肤发痒、长疗痘等排毒现象，这叫"纳清排浊"；相对地，我们将身上的浊气不断往外排，腾出的空间就能输送清气进去，这叫"排浊纳清"。如果光炼清气，不排浊气，终究还是会生病。

浊气下行外排时，有句俗话说："臭屁不响，响屁不臭。"原因是上焦的废气往下排的时候，因为输送管道距离比较长，它强劲的冲力就会让肛门发出声响，但上焦的废气并不太臭；大肠的废气往外排时，因为距离短，比较不容易发出声响，但那是食物腐败产生的瓦斯，所以奇臭无比。《华佗中藏经》说："三焦通，则内外左右上下皆通也。"三焦气打通，全身脏气排尽，令人感到身轻如燕、通体舒泰，让人健康长寿。

气功高手可以利用功夫排浊、排热，但一般人短期内学不来。现在我介绍一套降火的功法，招式简单，人人可学，这套功法叫"赤龙绞海"。《乐育堂语录》中说："舌舐上腭，使赤龙绞海而真津始生，化为甘露神水，以伏离中之火。"这个功法用来降火气颇为有效，其步骤如下：

（1）坐姿、立姿皆可，背、颈打直，收束心神。

（2）舌头尽量往后卷，舌尖顶在上颚后部的软肉上，顺时针转36圈，再逆时钟转36圈，转完了口中应该会冒出许多口水。

（3）将口水分三次咽下，每一次咽的时候都要用心将口水循任脉送到丹田。以上动作共重复三次，也就是要做"三口九咽"才算完成一功。将口水咽到丹田，叫作"玉液还丹"，但以赤龙绞海或呼吸调和之后所产生的"甘凉之津液"较有效用。

第八章　气与养生

我们身体有水、火、风三条路线，火路走身前，水路走背后，风路走中线，这套功法就是要调水路。报纸和杂志曾经报道，有人不带水可以穿越沙漠，而且还可以吃饼干，就是因为他身上的水路畅通，身体可以吸取外界的水气。练"赤龙绞海"可以将水气循水路由下往上抽上来，用以降火润身，我们平常觉得火气大、口干舌燥时，就可以练这套功法降火。此外，当有感冒征兆时，就要赶紧练火路，在吸气入丹田时，观想任脉成为一条烧红的细钻线，几分钟之后，鼻塞通了，感冒也就好了；很多人鼻子过敏经常鼻塞，如果会练火路，鼻病即可痊愈。

但是，由于脑到心之间的线路被嘴巴截断，所以由脑下行到心，只能下降清气，不能降浊气，因为浊气属物质，需要实体线路输送，所以脑部的浊气必须采用"督脉逆行降浊法"降浊。此外，因为胸腹之间有横膈膜挡着，腹部的浊气常会卡在心窝附近，无法上升，这是人体的自卫功能；练气功的人把气吸到丹田，由于气会上浮顶到胃部，也会让人经常感到胃部胀气，所以名门大派在练功的时候，会在肚脐以上三指幅之处建立一道"守气纹"，用意在锁住腹部的气，不使浊气上升。平时经常旋转带脉，也会阻挡浊气上升。

吃太饱也容易胀气，美国有一个注重饮食健康的团体叫"卡路里限制协会"，其成员的心脏状况比同年龄的人平均年轻达15岁，参加研究的会员每天摄取的热量限制在1400至2000卡路里之间，他们的脂肪只占身体的7%，远低于常人的25%。华盛顿大学医学院研究人员认为，限制热量不仅可以减缓老化速度，甚至有反转老化的作用。《管子·内业篇》曾说"食莫若无饱"。张湛《养生要集》一书也说："禁无大食，百脉闭。"历代养生家主张节制饮食的人多得不胜枚举，活到 96 岁的杨森将军也是以"头冷、脚热、腹空"为养生三原则。总之，饮食太饱，容易导致体内胀气而使气脉发生阻塞，当然对健康不利。暴饮暴食所产生的胃部胀气，甚至会令人丧命。

波动的情绪是健康杀手

有一回朋友老黄搬家，老是觉得胃不舒服。他问我吃什么药比较好，我看他气色不佳，建议他让中医把把脉。他到了中医那儿，医生把完脉，劈头就臭他："这哪是胃病？这是心病！你痛痛快快地花一笔钱，病就好了。"原来老黄为了省钱，用他那辆破车自己一趟一趟地搬，由于冰箱实在太大太重了，他一直在烦恼不知怎么搬。听了医生的话后，他只好请搬家公司派车专搬那台冰箱，说也奇怪，冰箱搬妥之后，他的胃病也好了。

日本田园都市厚生医院院长春山茂雄指出，精神上的压力会让身体产生毒素和自由基，酿成疾病，如果一个人的情绪老是很沮丧，身体就会朝着"没有用"的方向走；如果一个人老是很忧虑，身体的情况就会变严重，这就是所谓的"病由心生"。现代医学有所谓的身心官能症，亦即心因性疾病，原因是心理和生理会互相影响，显示身心是一体的，是息息相关的。反过来说，一个人心情愉快时，头脑会自动分泌脑内啡，使脑细胞年轻，而且体内负责消灭病毒的 T 细胞也比较活泼，大大提高了免疫力。台大病理科医师李丰 30 年来长期在显微镜下看人体细胞，她说："人在高兴时，细胞很圆润，就像 18 岁的年轻人；人在生气时，细胞缩缩皱皱的，就像 80 岁的老头子。"可见人精神愉快时，细胞充满了气；烦恼生气时，细胞就泄气了。

美国心理学会发表了一篇报告：加州大学调查了 27 万人，研究结果颠覆了传统的理论，认为是"快乐使人成功"，而不是"成功使人快乐"。就如同免疫力强的人比较不容易生病，快乐的人不是没有遭受过打击，但由于"情绪的免疫力"较强，很快就能从挫折中康复，重新笑嘻嘻地面对生活。

《吕祖百字碑》云："真常须应物，应物要不迷，不迷性自住，性住气自回。"练习气功的人平日应接人情尘事，必须事来则应，事去不留，光明正大，这叫"不迷"，不迷才能清心静性，气自然复命归根。

身心协调是健康的一大关键，但是身、心能够密切配合的时间点只有此时此刻。换句话说，身体只能执行现在我们脑子里想的事情，当我们的脑子想过去、未来的事情时，身体是无法执行的。心理有问题的人，大都是对过去行为产生懊悔，或是对未来预期产生焦虑，在这种情况下，身体误会了头脑传来的信息，启动了本来不该启动的免疫机能，但是却找不到敌人，没有宣泄的出口，于是开始攻击自己身体的组织，这就是所谓的"自体免疫疾病"。因此，我们应该活在当下，过去的错误如果能弥补的，现在立刻去弥补；未来的困难如果能预防的，现在立刻去预防，假使都无能为力，就将它抛开吧。人生一世，草木一秋，清代尤侗所作的《与一乘上人弈偶成》中有一句诗发人深省："一着错成千遍悔，收枰犹喜是空盘。"人生如棋局，不过游戏一场，错了收拾重来就是了。

意识创造人生实相，你心里怎么想，人生就怎么变。人生的遥控器其实就把握在每个人的手里，纵然人生的剧情已演变得很糟，但是大多数的人还是坚持不转台，真是江山易改，本性难移。我们都不喜欢自己的身体被囚禁，因为被囚禁很不自由，但是我们老是将自己陷入各种情绪的牢笼，让我们的心感到很不自由。况且，对过去的懊悔以及对未来的忧虑，会模糊人生的焦距，使我们无法集中精力面对当下的事务，浑噩终日，一事无成。

在中国文化里面，道和德这两个字总是被连在一起而成为"道德"，修道同时必须修德；另外有一句话叫作"功德圆满"，也指出练功必须修德，有德才有"正气"，才不致堕入魔道。最主要的是，德修得好，心里才能清净，《内经》云："恬淡虚无，真气从之。"如果一个人心里充满七情六欲，或为人刻薄计较，情绪经常波动，气机就会非常紊乱，天地的真气也不会跟我们沟通；修道人心不清净，容易神弛气散，以致造成"炉残鼎败，汞走铅飞"而毁坏道行。

心脏的压缩和扩张，靠的是电气的脉冲作用，每一次的压缩都必须经过窦房结、房室结、希斯氏束的左右支束三个节点才完成一次心跳的循环，它本是自主的，但精神紧张或情绪激动时，会干扰心律运转的顺畅，过度愤怒或受到惊吓，脸色会发青、发白，即是心电的异常变化，造成血流不正常，瞬间提升的电压甚至会烧焦心肌纤维。因此，当我们怀有负面情绪或面临压力的时候，常会"心乱如麻""心里很难过"，在这种情况下，就会造成全身机能运作不正常。打个比方，在机房里，最好在电源的最前端装上一台稳压器，在电流、电压瞬间不稳定时，防止机器死机。

历代的养生家几乎没有一个不谈"养心"的，每个高真都认为心平气和、节制嗜欲乃健康长寿之道。宋代俞琰在《周易参同契发挥》中说："夫身犹国也，心犹君也。心定则神凝气和，三宫自然升降，百脉自然流通。"心是身体的主控分电盘，心电稳定，五脏六腑四肢百骸的气血自然流通顺畅，身体自可安然无恙。司马承祯的《坐忘论》也说："夫心者，一身之主，百神之师，静者生慧，动则成昏"，说明心情波动不但会影响健康，而且会使人头脑不清失去智慧，临事做出错误的判断。《修道真言》有一段话比喻得很好："人心犹目也，纤尘入目，目必不安；小事入心，此心即乱。"心上有事令人坐立难安，就像我们的眼睛一样，飞进一粒沙子都会令人难以忍受。

疾病的成因有外干、内贼两个来源，气候的寒暑风湿及细菌的感染等是外干，情绪不稳、心上烦恼即为内贼，两者皆是致病之源，而且，当我们在操心或烦恼的时候，感官会失灵，山珍海味摆在面前都没胃口。尤其人过中年以后，如果受到重大打击，两年不见，你会发现他已变成一个老头子，而且，很可能糖尿病、高血压等慢性病也都上了身。

医学家胡夫兰德在《人生长寿法》一书中说："在一切对健康不利的因素中，最能使人短命夭亡的要算是不好的情绪和恶劣的心境，如忧虑、颓丧、惧怕、嫉妒和憎恨等。"因为他认为不好的情绪会对神经系统产生严重的破坏作用，导致人体机能迅速衰老。最近美国罗彻斯特美育诊所也发表一篇报告，忧郁症与血压升高、心律不齐等病有极高的关联。因此，在现代免疫学上，常借着乐观、欢笑、爱、信心及勇气等正面的意志力，来对抗威胁生命的疾病。《太平经》说："人无忧，故自寿也。"人活得快乐，人体组织机能自然能够发挥正常机能，让我们健康长寿，人会忧虑自古皆然，但两千多年前的老祖宗就体验到忧虑有损寿命。

在一部电影里面有一句富有智慧的台词："抓不住的就要放手。"人类的诸般烦恼大都来自想拥有，其实我们希求的东西不过是一群粒子组合的"假相"而已，至于"感情"之为物更是充满变数，情绪更像肥皂泡泡，时起时灭，跟着感觉走，岂不危险？我们的一切执着，就像儿童将玩具、布娃娃视为生命一样，扮家家酒扮得太入迷了。

所谓"业力"，即是人生过程的记录，但是业力的主要内容是"人的心路历程"，金钱、房子、车子等等物质，甚至自己的身体，都仅是道具而已，心灵的变化才是人生的重点。比方说，人家侵占了你的钱，如果你并未心生怨恨，就不会造成业力。人的一生，心灵资产远比物质资产重要，因为物质资产充其量不过可以拥有六七十年，而心灵资产则是永恒的。人生最宝贵的、最值得我们珍惜的，是两个心灵之间的相知相惜、互信互爱。

老子说："夫唯不争，故无尤。"我们如果能够明白天地运行的道理以及人身的来处去处，看开、放手的事情就会越来越多，不再与人争胜动气，因此得以消灾免祸。邵雍的《击壤集》就告诫人要"乐见善人，乐见善事，乐道善言，乐行善意"。闻人之善，有如闻到兰花的香味而心生喜悦。

已退休的歌星姚苏容说过一句话："天下最好的事就是没事。"每个人都梦寐以求能够一夕爆红，但人出了名不免"富贵而骄，自遗其咎"，金钱和权力容易使人腐败而酿祸，身为名人还能保持虚怀若谷的毕竟属于少数；况且，出了名难免与人争胜，随之而来的常是瓜葛、烦恼缠身，难得清净，道家认为不智。老子说："众人昭昭，我独昏昏。"一般人光鲜炫耀，老子我则隐晦守拙。老子又说"知我者希"，他留下一本《道德经》之后，竟然莫知其所终。天玄子亦云："有名则小，无名则大。"出了名必须深涉俗事，反而离道越来越远，并不是件好事。真人不露相，露相非真人，大音希声，道隐无名，这世间的有道之士，往往是邮差、小职员之类默默无闻的小人物。现代人衡量成功与否，是以富贵、出名为标杆，但是，道法超尘卓绝，恰似空山峭壁之幽兰，有缘人得之，绝不逢迎媚俗。

有谓"名缰利锁"，名与利为人生带来无边的烦恼，有道之士往往视名利如粪土，例如楚威王遣使者厚币以迎，欲拜庄子为相，却遭庄子婉辞拒绝；孙思邈活了 102 岁，历经三朝，皇帝多次召他赴京做官，都被他一一谢绝。有道之士避世逃名唯恐不及，不像凡夫俗子为了名利而买官、贪污、抹黑、造谣，无所不用其极，把社会搞得乌烟瘴气。贪婪是无止境的，元朝的王珪劝人不要"因马念车，因车念盖"，有了马就想要马车，有了马车还想要豪华的顶篷，欲求无制是烦恼的根源。

历来修道家所著道书千篇万卷，其心法精要一言以蔽之，就是"清净"两个字。列子云"至人如镜"，亦即心如明镜台的意思，人事来了就像照在镜子里，人事离开了什么也不留，也就是要达到"随来随应，随应随忘，未来不思，过后不忆"的境界，我们的心才能得到真正的自由。练习气功时，因为我们心经常处于安静的状态，所以能够沉淀心中的杂念，进而改变我们的性情及人生观。"一分德，一分道"，炼气修道者更应该注重修德。

知足常乐，无欲则刚，世间的人事物都有好的一面，也有坏的一面，我们应该尽量欣赏好的，忘记坏的。比方桌上有一盘水果，其中有新鲜的，也有腐烂的，你总不会尽挑腐烂的吃吧？我们的心里最好不要对任何人产生偏见或怨恨，否则受到伤害的是自己，迈克尔·罗兹（Michael J. Roads）的《走出时间之外》中有位高灵告诉我们说："批判别人的人，终将受到批判。"每个人应该多反省自己，少指责别人。人生不满百，常怀千岁忧，其实，人们烦恼的许多事，大都是庸人自扰，于事无补。

第八章　气与养生

练功会不会走火入魔

许多人说，练习气功会走火入魔，那么走火入魔到底是怎么回事？人言人殊，说出来的道理也大都语焉不详。

走火与入魔是两件事，坊间气功书对"走火"的说法人人各执一词，通常的解释是：修炼的人意念动摇，被习气所引朝向邪的境相，不能自控；还有人把走火解释成动欲兴阳，导致遗精，这两种说法与走火的"火"字好像扯不上关系。我认为有一种现象跟走火比较有关，亦即所谓的"气团缠身"，练习气功时如果吸入的阳气太多，或用意太紧，累积在丹田的热能团很可能会失去控制，散入全身到处游窜，让人感到热气缠身，犹如火烧一般，意念根本压制不住，令人极为恐慌、痛苦。我的一位师弟有一回气团缠身，折腾了好一阵子，后来经过师父调整才回归正常。因此，练习气功应该兼练静坐，动静调和，将躁动的精气转化为安定的能量。

此外，一份医学杂志报道，1835 年有一名俄国的大学教授体内突然生出一种无名火，并将他烧得精光，科学界称之为"人体自燃"，原因不明；杂志还报道美国有一个人在地下室工作间被无名火瞬间烧光，只剩下一只鞋子，但周遭的易燃物却无丝毫被烧痕迹。古人所说的"走火"是否指的是这类情况，不得而知。分析其原因，如果一个人本身的电容积不够，或者尚未能承受高

217

电压时，天地的强大电流突然进入身体，就可能发生自燃现象。

练习气功的过程中，还可能产生的现象尚有腹泻、胸闷、思睡、性欲冲动等，只要功法正确，这些现象过一段时间之后大都会回归正常，如果情形过于严重，就必须请师父指导。练习气功还会产生潮汐效应，功力会有周期性的起伏，有一段时间感觉气特别强，但另一段时间却感到功夫衰退了，这是功夫成长过程中的正常现象，不必挂虑。谈完走火，接下来谈入魔。

佛家常劝人不要执着，因为执着是轮回之根。佛家云"一念三千"，因为每个人都是一个"信息场"，是宇宙信息场之中的一部分，思考本来就是一种能量的流动，人动一个念头，三千世界的高灵都知道了，同样，魔也知道了，因为空间都是重叠、互相渗透的。心的善恶都在一念之间，我们动了善的念头，就是向佛靠拢；动了恶的念头，就是向魔靠拢。

一个人动了负面的情绪，他身上自然就散发出负面情绪的能量，所谓物以类聚，一个人动了色欲，就会吸引色魔找上他；一个人爱赌，就有赌鬼找上他；一个人充满怨气，当然魔鬼就更多了，其他如忧虑、嫉妒、恐惧、骄傲等等，都会吸引同类的能量来靠近。

《与神对话》一书中说："情绪是在动的能量，当你挑动能量，你便会创造出效应。"科学家发现，环绕在我们四周的无数"基本质素"，会对人类的念力做出灵敏的反应，塑造出一个形体化的"活物"，其寿命的长短端赖念力的强度而定。因此，一个长期执着于某一意念的人，常会为自己造就一个灵界的"跟屁虫"，这就是所谓的"心魔"。思考会左右能量，反过来能量也会左右思考，我们的意念创造出来的"活物"，常会影响、控制我们的思考。

一般人产生负面情绪之后，如果这个情绪不太强烈，而且心中不长期累积怨恨，大都可以在短时间内调整过来，逐渐恢复正常。但是，如果长期处在负面情绪里面，坏的能量不断累积，强度达到一个临界点之后，"心魔"就产生了。我们练习气功的能量是累积出来的，同样，心魔的能量也是累积出来的。心魔产生之后，人的意志力就会变得很差，自己也无法控制。一个赌徒，你就是把他的手剁了他都要去赌，甚多是因魔在相助，所以心魔是产自本身的妄念及执着。

医师也怕某些病人紧张过度，有些人老是认定自己有病，这被称为"恐病症"，这种心理上的疾病非医药所能治，连医师也无可奈何。总之，人的念头、意识会创造很多无形的东西，忧郁症也接近这个原理，只是严重的程度不同而已。人会发疯，原因大都是一个人长期处于负面情绪，本身不断地提供"营养"给坏灵，坏灵干脆进占身体，因而变成双重人格，这就是所谓的"占舍"，也称为"入魔"。

目前台湾地区的自杀率已达每十万人就有 13 人以上，列为"高度自杀地区"，有人主张干脆放弃那些高危险群的人，因为今天救他明天他还会走上绝路，即因着魔的人难以自拔。忧郁症患者的情况也类似，现代医学认为这是体内血清素的浓度太低所致，医师通常会让他服用抗忧郁剂，使其血清素升高，如此一来，患者便须长期服药，因为他的心理病因根本没有得到解决。将精神病患引领到庙里静坐或许会有帮助，台湾省南部就有一个龙发堂专门收容精神病人，这些病人大都能听从命令，遵守规矩。

修行的人知道，魔其实就是自己心里的坏因素，所以必须培养正气，因为邪不胜正，一正压百邪，所有的魔力一旦遇到心端行正的人就全都不管用了，此即所谓的"内魔不兴，外魔难侵"。其实，一个人的思想模式，大部分被"初念"左右，初念就是一颗种子，它会逐渐发芽长大，心里生出负面情绪时必须尽快矫正过来，否则等到思想形成固定模式之后，要改变就很困难。所以教化很重要，从小就应接受父母、师长的教诲，养成正直、善良的个性。

社会风气代表全体人民的思考模式，现代媒体大部分的报道内容偏向血腥和暴力，抢劫杀人的事件也层出不穷，这些信息都会对人心的安定产生负面作用。信息是采用渗透方式传播的，一桶水被滴进一滴墨汁，看起来颜色没有改变，其实整桶水已有墨汁的因子。因此，我们的社会应该尊崇在学术领域有成就的人，传播媒体也应多多报道人性善良、正义的一面，让大家见贤思齐，塑造淳朴的民风。现代人很痛恨教条，其实教条大都是"正念"，有规范人心的作用，这就是为什么历朝要尊儒的原因，只要心存善念，就能潜移默化；宗教劝人慈悲向善，更能帮助人远离仇恨。一个人只要心里不存有黑暗的角落，自然能够平安祥和。

第八章　气与养生

　　我们的精神大都用来应付来自外界的敌人，不知道有些"大敌"就活在我们身体里面，这些大敌包括怨恨、恐惧、骄傲、嫉妒、自私、贪婪、懒惰等等，这些情绪都很损气伤身。每个人都应该学学曾子经常自省，在夜深人静独坐观心时，念头如百鬼纷至沓来，我们就可以把藏在自己体内的大敌一一列出来，一一清除；我们也可以学唐太宗以魏徵做借镜，朋友指出我们的缺点时切不可闻过则怒，应亟思改过。一个人的性格多一分缺点，就少一分智慧，我们要先克服缺点，再培养美德，人生的境界才能往上提升。

　　美国物理学家弗里德曼（Norman Friedman）指出，区别意识的层级是以"视野的深广度"来衡量，只要拓展其深广度，就可以升到更高的层级。《西藏度亡经》提到灵魂有业力习性（karmic propensity），业力是一个人过去行为总和的力量，是过去的一切人际关系及自己的心态。有负面习性的人，便容易因为执著而限制了自己的觉察能力，每多一项执着，视野的深广度就狭窄一些。能够保持清静的心，才能开放意识的自由，进而提升智慧。炼气的人知道，在心情浮躁的状况下根本无法练功。只有在心地清净时，才能与宇宙真气相应，体内气机才会周流顺畅。

　　《钟吕传道记》将修道炼气时所见的魔分为十种：六欲魔、七情魔、富魔、贵魔、恩爱魔、灾难魔、圣贤魔、妓乐魔、女色魔，并将之归纳为三类：一在身外所见，二在梦中所见，三在内观所见，认为这些魔皆为自身中的阴气所幻化变现，故称"阴魔"。《慧命经》云："盖阴魔者，即身中之阴气也。"伍冲虚则将魔分为两大类：眼见者为天魔，心见者为阴魔。

遇到魔时，唐代道士冷虚子《定观经注》教我们的方法是"一念不动，不理不管"，只要心存正气，则见怪不怪，其怪自败。古人说："修道易，炼魔难。"修道只要照表操课、按部就班地修炼即可，除魔却要有坚定的自制力，所以佛家要强调遵守戒律。修道人最忌"自我贡高"，骄心一起，魔即相应，最常见的是魔幻化天上神祇降身，让人目空一切。此外，道家认为，修炼过程中必须"起火降魔"，利用丹中纯阳之炁锻炼五脏，以驱除阴邪之气。宣称"南无阿弥陀佛"名号或诵念六字大明咒有驱魔效果，如兼观想菩萨金身则效果更大；旋转胎元也能产生很有效的净魔作用，至于功夫练到有罡气护体，则正气凛然，邪魔不敢靠近。

基本上，没有经过长期的炼气就直接修灵通者，被阴魔所骗的可能性很大，所以遇到类似的教派或灵修课程切勿参加。平常静坐时也绝不可存有负面情绪，因为静坐时六识感官干扰较少，由于意识单一，能量上升，与外界沟通的管道大开，如果心术不正就有可能吸引坏灵。静坐若有师父带领，或在寺庙佛堂里静坐都相当安全，如果在家里静坐，最好不要闭眼，而且一旦感觉阴寒之气，应立即下座。

第八章　气与养生

养形常欲小劳

古时候苏丹有一个大臣犯了罪，国王判他入狱十年。在入监服刑的前夕，大臣向国王请求给他一头小牛，理由是怕在狱中无聊，想养头小牛作陪，国王认为这个请求不过分，就给了他。入狱后，这位大臣每天进出监牢都抱着小牛，小牛一天一天长大，几年后，大臣的身体不但没有衰弱，反而变成一个大力士。

大臣的方法是"今天的我比昨天强"，因为昨天和今天的牛长得再快也不会差太多，即使今天抱得有点吃力，多抱几回应该还是抱得起来，所以力气会随着小牛长大而增长。一般人不一定要达到这种高标准，只要注意"今天的我不比昨天差"就很了不起了，超过40岁的人最好每天严格执行这个座右铭，因为《内经·素问》说："年四十阴气自半也，起居衰矣；年五十体重，耳目不聪明矣。"四十岁好比是生命的半衰期，过了四十岁身体就开始走下坡。但是，人生是由无数个昨天和今天累积而成的，除非生病，昨天和今天的你，体能总不致相差太多吧？比方说，你昨天能做伏地挺身，今天就算做得有点吃力，但稍微多做几下就会做得跟昨天一样好，看起来好像没什么了不起对不对？但是，持之以恒，如果你七八十岁还能做伏地挺身，跟年轻人有什么两样？

《内经》认为：久视伤血，久卧伤气，久坐伤肉，久立伤骨，久行伤筋，统称为五劳所伤，所以在生活中做同一种动作都不能过久，坐久了要起身走一走，走久了要坐下来休息一下。有些人一上网或上了麻将桌便日以继夜不眠不休，对健康的伤害真是难以估计。唐初名医孙思邈在《千金翼方》一书中说："养生之道，常欲小劳，但莫及强所不能堪；且流水不腐，户枢不蠹，以其运动也。"他指出经常运动能带给人健康，但运动不宜超过身体负荷，造成疲劳。名医华佗也说："动摇则谷气得消，血脉流通，百病不生。"饮食常会造成胀气淤积，必须多活动才能让气血流通，所以他编创了"五禽戏"并传授给弟子，在东汉，他的弟子都可以活到八九十岁还"耳目聪明，牙齿坚完"。

有健康才有希望，要有健康的身体，就必须不断地运动、劳动，即使上了年纪也不能停止。因为我们身体上的气每天都会耗弱，所以身体要经常用劲，目的是再把丹田里的气提调到身上来补足。当我们感到身体有点笨重，或者有点使不上力气的时候，就是身上的气不够了，这时候就应该赶快活动活动。

身体每天载着我们南征北讨，劳苦功高，但许多人对自己的身体非常苛刻，不愿拨出一点时间来照顾它。一般人或许知道运动重要，但是小人恒立志，虽屡次发下大愿要运动，总是无法维持恒心，终究是一曝十寒，虎头蛇尾。不过，现代人都很忙碌，要维持长年的运动、劳动，的确有些困难。

但是，不管怎么忙，每个人早上总要起床刷牙洗脸、晚上总要上床睡觉吧？何不利用这两段时间练功？长久以来我一直在构思两套功夫：一是"养生洗脸操"，用来练形，一是"养生睡功"，用来炼气，这是专为现代人设计的功法。只有将功夫融入生活，大家才有可能长久练下去。现在我就先介绍"养生洗脸操"，这套功法综合了各种导引术以及保健功夫。因为厕所、浴室不适合炼气，所以纯粹是用来活络肢体，锻炼体能，方法如下：

（1）第一招关节运动：进入浴室，在刷牙洗脸之前，先转动全身关节，依照肩、腰、膝盖、脚踝的顺序，每个关节转一转，类似龙游功，这些动作被武术家叫作"五柔"，也就是柔化五个重要关节，是练武前必做的暖身动作，其目的在于让关节松动、润滑。但转关节的动作不必过大，颈部尤其不可大力转动，只须以缓慢的动作向上、向下、向左、向右转头看即可。

（2）第二招快速闪腹：在挤好牙膏，将牙刷伸进口中刷牙时，即一面刷牙，一面将肚皮快速凸凹闪动。腹腔里有神经丛，闪动肚皮可借由阴阳相吸相斥的作用强化神经系统；而且"肚为肉之土"，肌肉从肚皮老起，人到中年如果出现鲔鱼肚，全身肌肉就会一天一天地松垮下来。日本人经过研究，称腹压为"第二心脏"，腹压越强，腹部的静脉血也就越容易返回心脏。经常闪动腹部可以增强腹压，保持肚皮的年轻与弹性，相当有益健康。

（3）第三招左右转身：刷完牙，扭开水龙头等待放洗脸水时即开始动作。两手握拳，曲肘，手臂抬起约与肩膀同高，吸满气后闭气，小腹绷紧，脚掌抓地，然后全身用劲，上半身左右来回扭转（如图8-1）。这一招综合了八段锦里的"五劳七伤往后瞧，摇头摆尾去心火，攒拳怒目增气力"三招的功能，其要领是肩背必须绷紧用力。我们平常会感到身体笨重无力，即因血气周行变缓，如果我们经常往全身贯劲运气，体能就不易衰退。这一招还可以附加《八卦行功法》的"左右辘轳转"：曲左臂，左肩连臂旋转；再曲右臂，右肩连臂旋转。两臂一起转也可以，旋转次数不拘。

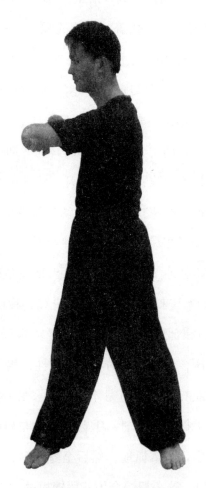

图 8-1　左右转身

（4）第四招平膝抬腿：做完第三招，紧接着就做这一招，双腿轮流上抬至大腿与地面平行。以生理而言，人体全身约有500条肌肉，三分之二集中在下半身，人过了60岁，上半身肌力仍保持在七成左右，而下半身的肌力却只剩四成，故曰"叶黄根先败，人老足先衰"，腿脚是人的根，腿脚有力，腰骨脊椎就健康挺直。最近流行快步健走，健走时如能脚掌、脚趾抓地，即可导气下行，效果加倍。

（5）第五招弯腰摩脸：做完第三、四招，洗脸水大概也放满了。开始洗脸的时候，双脚并拢用力挺直，用日本人弯腰鞠躬的姿势将脸趋近脸盆，用意在做背部拉筋，以助背气通行，但这个动作不要做得太紧绷，以免伤了脊椎。洗脸时不管你有没有抹肥皂，这时候十个指尖要用劲，以转小圈圈方式按摩脸部，整张脸的每一个角落都要按到，因为脸上的穴道、神经节点很多，通往全身各处，按摩脸部对健康大大有益。

（6）第六招锻炼手指：在拧毛巾时，手指要用劲，尽力将毛巾拧干，想象你是国税局的查税人员，一点税都不遗漏。毛巾拧得干，表示你的力气尚可运到神经末梢。古时候的员外、寨主没事就玩弄手中的铁胆，目的即在锻炼指掌，手掌上也布满穴道，常练能加强内脏的功能。

医学家发现，人到了65岁，肌力开始以每年2%的比例下降，人会感觉身体越来越重，行动越来越不灵活，实际上许多人到了四十几岁就感觉体力明显走下坡了。汉代名医张仲景在《金匮要略》一书中说："四肢才觉重滞，即导引吐纳，勿令九窍闭塞。"觉得身体笨重不灵活就表示气衰，这时就要赶快运动，如果练习气功当然更好。

养生贵在持久，上面介绍的"养生洗脸操"，包含了六七个动作，全部在刷牙、洗脸的时间内完成，完全没有多占任何时间，你似乎没有理由推托没时间运动了吧？这里特别要指出：当你在练洗脸操的时候感觉到有点使不上力气，就表示体力比昨天差了，这时就必须多做几下，将体力调整回来。这些动作看似简单，若一辈子不停地练，必定获益无穷。如果你七八十岁还可以做这些动作，那就老而弥坚了。

医学检测显示，人在 25 岁以前，由于脑内能生产中和自由基的解毒酵素 SOD（superoxide dismutase），称为超氧化物歧化酶，所以激烈运动没有关系，25 岁以后生产 SOD 的能力减低，毒素容易积存体内，因此运动量不能太大。现代人上健身房，适度运动即可，许多三四十岁的人为了减肥或雕塑肌肉，还拼命运动，以致造成过劳，反而对健康不利，老年人更要避免激烈的运动。

熬夜及失眠最伤身

太极图一半白一半黑，白主阳、主动、主白天；黑主阴、主静、主黑夜。日夜的时辰和我们身上血气的运行息息相关，中医称之为"子午流注"。晚上 11 点到凌晨 1 点（子时），太极图刚好走到白色的尾巴部分，也就是阳要归零，但是黑色部分的阴气却是最大。换句话说，子时阴极盛，阳极弱；相对而言，午时则是阳极盛，阴极弱。炼气就是在盗抢天地的气，所以要趁气衰弱的时候才抢得过它。因此，子时阳电弱，吸阳电要在子时；午时阴电弱，吸阴电要在午时，此即道家所言"子时坎中有一阳之气，午时离中有一阴之气"的道理。

因为子时阴盛，阴主静，所以白天我们身上所产生的脏气会在这个时候沉淀下来。物极必反，子时过后，阴盛极而衰，阳衰极而萌，阳就会把脏气往下推，第二天早上放个屁或上个厕所，脏气就排出去了。

但是，如果熬夜不眠，夜半脏气没有沉淀，便又循环到身上来，等于脏气没有新陈代谢。熬夜的人都有共同的感觉，第二天头脑昏沉、口干口臭，浑身燥气，痘痘也冒出来了，有的人甚至还会出现熊猫黑眼圈。医学家发现，熬夜会使身体的代谢率降低42％，而浊气的累积更严重、更伤身。

我们的身体白天处于"战争"状态，晚上则是"整补"时间。白天我们的六识——眼、耳、鼻、舌、身、意全开，用来应付工作及一切活动，不论是看、听、说还是想，每一个动作都会耗气耗能；睡眠时，六识全闭，暂时切断耗气的管道，身体交由自律神经系统运作，进行清洁补给工作，所以白天醒时和夜里睡时的脑波不一样。白天阳气盛，白天睡觉时间过长，阳气进入身体过多反而令人头昏脑涨，全身发软。

在夜晚睡眠这段期间，我们的身体开始生长、造血、充气、修补以及排毒，尤其排毒是很重要的一个步骤，亥时（21～23

点）免疫系统（淋巴）排毒；子时（23～1点）肝脏排毒；丑时（1～3点）胆腑排毒；寅时（3～5点）肺脏排毒；卯时（5～7点）大肠排毒；此外，自子时起小肠、脊椎开始造血。可以说，整个晚上我们的身体都在忙碌，如果熬夜不休息，就会扰乱身体整补工作。

《丹阳真人语录》说："守气妙在乎全精，尤当防于睡眠。"我们的身体最好经常保持精力充沛的状态，而睡眠的功能正是养精蓄锐，必须特别重视。台湾地区有一首儿歌："囡仔囡囡困，一眠大一寸。"婴儿在睡眠时正是快速生长的时候，所以婴儿总是吃了睡，睡了吃。

我提出的两套功夫："养生洗脸操"是用在活络气血筋骨，"养生睡功"则是为睡眠做一些前导工作，用意在提高睡眠品质，以利身体补养作用顺利进行。在古代道家里面，最善睡功的当数五代的陈抟，其睡功称为"蛰龙法"，睡觉等于入定，常一睡百余日不起，但现代人可没有那么悠闲。此外，《性命圭旨》介绍了"卧禅法"，《赤凤髓》也介绍了"华山十二睡功总诀图"，但我认为，睡功的最高境界还是《太平经》所说的"平气徐卧与一相守"，看似简单其实最难，其诀窍需要很高的功夫才有办法运用。

古人的睡功大都是"睡如弓"，采取右侧卧，人身左动右静，右侧卧是很符合生理规律的，利于左阳向右阴流动；而且心脏在左边，右侧卧不致受到挤压，清代养生家曹慈山说右侧卧还可以"舒脾之气"。我因为工作忙，平日常抽不出时间练功，所以花很多心思研究睡功。现在我介绍一套"养生睡功"，但这套睡功采取的姿势是仰卧，古称"环阳睡功式"，是将隋代医家巢元方的一招仰卧导引术改良而来的，用意在使身体容易放松，利于入睡，久练可以防病健身。其功法简易，人人可学，方法如下：

（1）上床前先活络筋骨两三分钟，做做柔软操、摇摇呼啦圈或仰卧起坐、伏地挺身都可以，最好直到身体有点发热。

（2）预备式：上床平躺，双脚打开与肩同宽，双掌虎口交叉置于腹部，两手大拇指刚好压在肚脐上（如图8-2）。全身放轻松，从头到脚检查一遍，要仔细感觉全身是否真的放松了，这个步骤很重要，因为身体的任何一个部位没有放松，都会聚气在上面，影响睡眠。呼吸方法分两段，分别说明：

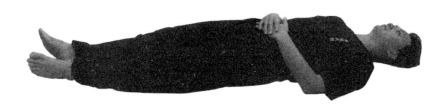

图8-2　睡功预备式

a. 第一段呼吸：双脚脚掌上半段竖直与小腿成90度（如图8-3），吸气时用心去感觉左边鼻孔进气；呼气时用心去感觉右鼻孔出气。一吸一呼算一次，一共要呼吸11次，但一吸一呼之间不能间断。人身白天阳主事，左鼻较通；夜里阴主事，右鼻较通，这个现象正显示我们身体里行气的时辰阴阳变化。这里采取的

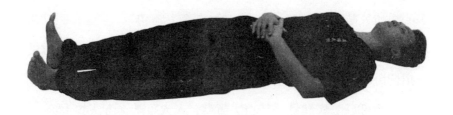

图 8 - 3　睡功第一段呼吸

"左吸右呼"，是参用密宗的"九节佛风"功法，道家称行气任督两脉为"子午周天"，行气左右两脉为"卯酉周天"。气的流动会因意识的指挥产生惯性作用，第一段呼吸用意在将气导向身体的右边，而右边正是夜间身体排浊的方向，可使排浊工作顺利进行。脚掌竖直的目的则在于发动涌泉穴，而且这个动作还会牵动阴窍，以利导气下行。

b. 第二段呼吸：脚掌回归原位，恢复预备式姿势。第二段呼吸采用腹式呼吸，呼吸要比平常慢两三倍，吸气、呼气要均匀，一吸一呼之间不能中断。吸气时小腹凸出，吐气时小腹凹下，但在小腹一凸一凹之间，心意要跟着肚皮与手掌的接触点一上一下移动，不能离开。以这种方法持续呼吸，一直到不知不觉睡着为止。

肚脐四周围绕着一整圈的动脉，并有脐静脉通往脊椎。我们睡觉时本来就惯用腹式呼吸，练这套养生睡功，当我们的心意注视肚皮时，能促进胎元和命门的相吸相斥，产生能量，以便与睡眠时脑波导入身体的能量接轨。练睡功的用意在清除身上的电阻、气阻，让身上的电场顺向同步，所以全身不可以有任何一块肌肉处于紧张状态。睡功练得好，入眠后我们的身体等于整夜都在练功。上述功法同时导引身体左阳与右阴产生对流循环，以助浊气下排。这套养生睡功包含许多功理，功法简单，也不占时间，人人都可以练。

名医孙思邈有一招"鸡鸣时起，就卧中导引"的秘招，清晨醒来时先不急着起床，这时候大地万籁俱寂，身体也没有噪诉，共振度高，全身的气一催就动，炼气效果特佳。这时还可以伸伸懒腰，刚睡醒身上的气脉还很通畅，花个两三分钟赖在床上用劲让肢体尽量伸展，对通气活血很有帮助。猫、狗起床都会伸懒腰，人们太忙所以把这个本能动作忘记了。总之，在任何时间都不要放过锻炼身体的机会。

我是个标准的足球迷，四年一度的世界杯我是每一场都不放过的。2006年的世界杯在德国举行，因时差的关系有些场次安排在凌晨三点开踢，一个多月下来我经常熬夜看球。球赛进行当中，我就发觉胸腹之间浊气越来越盛，不得不一面看球，一面分点心思运功排浊，练一会儿放一两个长屁之后就感觉舒服多了，也不影响第二天的工作。

根据美国安眠药学会的统计，光是美国就有3000万人服用安眠药，服用安眠药的副作用很多，还会引起梦游。杜克大学近来使用谈话治疗，产生不错的疗效，这个原理就像巴赫作《哥德堡变奏曲》让伯爵睡前听一样，目的是让失眠的人转移注意力而入眠。我在前文提过，我们在思考时会有一条无形的电线将心和脑连在一起，听话、听音乐的时候这条线就会暂时切断。换句话说，切断心脑联机，让脑部关机，即是治疗失眠最主要的步骤。宋代蔡季通在《睡诀》中说："早晚以时，先睡心，后睡眼。"上床、起床要定时，上床前不要想心事，才会有良好的睡眠品质。

老年人失眠的原因又有些不同，睡觉是身体在充电，但老年人细胞老化，充电能力变差，就像手机电池老旧，蓄电功能减退，充电只充一两格就充不进去了，所以老年人晚上睡不着，白天却猛打瞌睡。不过，练睡功同样有助老年人入眠，甚至可以增加身体充电能力。

失眠除了心脑联机没有切断之外，身体没有松弛也是主要原因之一，因为紧张的肌肉会聚气。许多医院都成立"睡眠补习班"教人克服失眠，医师常用的方法是教患者将肌肉绷到最紧再放松，其作用是将气平均分散到全身，不让它集结在某一部分，并借由松紧对比所产生的感觉以检查肌肉是否放松。古印度有一种"摊尸法"，也是从脚到头一寸一寸地放松肌肉，期望能摆脱身体低层能场的束缚以让灵魂出体。

此外，除了白天六识感官摄取的声音、影像会残留脑部之外，经常思考或工作压力大的人，心电长时间驻守脑部，头骨、头皮由于电场残留也聚了许多气，让大脑无法休息，这些残留磁场的频率大都是 14 赫兹以上的 β 波，会阻隔频率在 7 赫兹以下的睡眠脑波的进入，因而导致失眠。遇到这种情形，就要把头部的残留磁场释放掉，这时可用脑电上旋消磁的方法，这个方法不但消磁，而且任何头痛都可不药而愈，不过心法必须由专人指导，不可轻易尝试，否则会造成大麻烦。比较常用的是"督脉逆行降浊法"，让浊气倒行督脉下排入地；一般人则可采用按摩的方法将头皮彻底放松，以利入眠。

以上介绍的养生睡功，一方面将气移向丹田，连接脚底涌泉穴，使整个身体的气同步朝着向下的方向流动，以消除电阻；一方面引导行气方向朝向右边，让自律神经代谢工作运作顺畅；最主要的还是借练功转移注意力，让脑部停止思考。练养生睡功很容易入眠，况且，失眠的定义是"睡不着，没事做"，而练睡功只会产生两个情况：一是练功，一是睡着，所以也没有失眠这回事。

在古代的养生家里面，道号抱朴子的东晋葛洪有很高的历史地位，他从预防的角度，提出"养生以不伤为本"的理论，认为生活要以不伤身为原则，不要过劳、过饱，不要酗酒、熬夜，他还特别强调良好的作息有利于健康长寿。美国科学家也由大量的调查统计得知，只要建立良好的生活习惯，即能有效地预防许多疾病。

简单易学的 "太极导引功"

现代人生活紧张、忙碌，而且缺乏耐性，练功招式越简单越有人学，目前在社会上推广的"健身气功"，名曰气功，其实是导引术，而且为了轻松易学以广收徒众，大都不配呼吸。但是，如果只有导引动作而不配呼吸吐纳，未免太简单了，效果也会大打折扣。现在我介绍一种气功导引招式"太极导引功"，不但动作简单易学，呼吸吐纳的方法也很容易。太极导引功虽然只有一招，但是在这个动作里面融合了站桩功以及武术气功龟鹤式、左右升降式的部分功法，可以说是一招综合式的养生导引功，兹将动作说明如下：

（1）预备式：双脚与肩同宽，平行站立，双手曲肘举至胸前，与地面平行，掌心朝下，双掌指尖相对，相距约 5～10 公分（如图 8－4）。

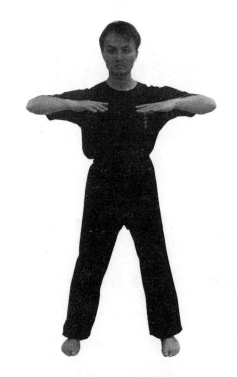

图 8－4　预备式

（2）屈膝下蹲：缓缓往下屈膝约 10 公分，屈膝到定位之后膝盖弹动三下，然后重回预备式姿势。在开始往下屈膝的同时，用鼻子缓缓吸气（如图 8 – 5、8 – 6）。

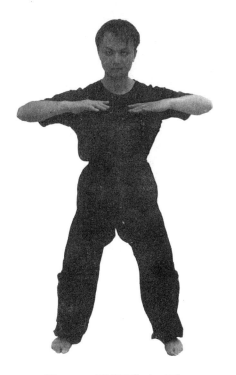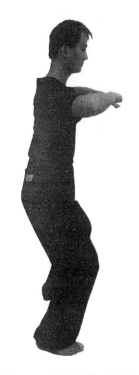

图 8 – 5　屈膝下蹲（正面）　　　图 8 – 6　屈膝下蹲（侧面）

（3）右手下压式：颈背、膝盖打直以鞠躬的姿势上身缓缓向前倾斜约 15 度，同时右手掌缓缓往下压到底（左掌留在原来位置不动）之后，右手掌及上身再重回预备式姿势。在上身开始向前倾的同时，用嘴巴缓缓吐气（如图 8 – 7、8 – 8）。

（4）左手下压式：重复（2）、（3）的动作，但是换成左手掌往下压（如图 8 – 9、8 – 10）。

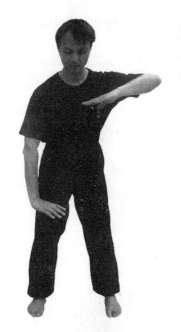
图 8-7 右手下压式（正面）

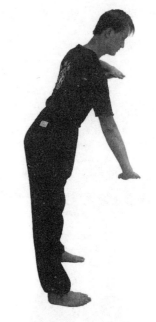
图 8-8 右手下压式（侧面）

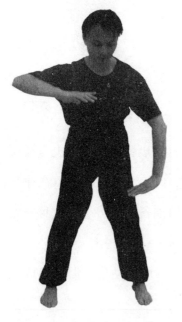
图 8-9 左手下压式（正面）

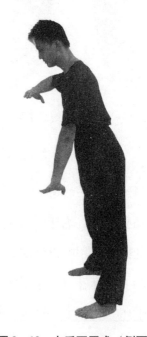
图 8-10 左手下压式（侧面）

上述的动作，右掌往下压完了换左掌，左掌往下压完了换右掌，不断重复，动作极为简单。在做上身前倾鞠躬的动作时，要注意收下颚，颈背腰杆成一条线，这是为了配合吐气，目的在于训练督脉。

练功前最好先活动活动筋骨，练完功后，先以双掌搓热摩脸一二十秒，然后双掌虎口交叉置于小腹，眼睛半闭，正常呼吸36口，以之作为收功。收功之后喝一杯温开水，补充水分并排泄体内废物。

疾病大都起因于气血停滞，"太极导引功"寓涵太极圆形运转之意，不但可以运动筋骨肌肉，驱动身体前后左右的气，并可以调动三焦气环流，去瘀散滞，排浊纳清，每天练30分钟，能令人气血通畅，通体舒泰，对健康大有帮助。学瑜伽、静坐、禅修，或上健身房、打太极拳的人，如果能搭配这个功法，称得上是相得益彰。

进阶养生气功

三国时代的张飞，有一回在军帐里大放厥词，说他老张勇猛盖世，天不怕，地不怕，旁人都不敢插嘴，只见诸葛亮轻摇羽扇，慢条斯理地回答他："病你怕不怕？"张飞听了脸色大变，立即闭起嘴巴不再吭气了。"英雄只怕病来磨"，古时候医疗不发达，生了重病可是比死还痛苦。现代医术虽然进步，但是生了病躺在手术台上被切之割之，还要拿一堆药当饭吃，终究是折磨，医疗不能保证还你健康，所以，学习气功养生术以求自保是相当必要的。

只要活在世间一天，我们就尽可能照顾自己的身体，不让它出现故障。我们平常吃的食物、呼吸的空气都会受到污染，产生一些废物积存体内污染身体，偶尔也会有细菌进入身体，让我们生病；加上气候变化的侵袭、情绪压力的伤害等，长此以往，我们的身体常会积留一些浊、邪、寒、燥之气，气脉也常常会堵塞，以致出现各类病痛，影响我们的健康及寿命，所以练命的功夫终生不能荒废。

许多古代的修道家都兼通医术，在自己有恙时可以自医自救，除此之外还可济世救人。除了药物治疗之外，养生家与医学家最大的分野在于养生家能够以功夫治病，陈楠在《翠虚篇·金丹诗诀》中云"凝神聚炁固真精"，这句话可以作为道家养生术的总纲，换言之，人体的能量精、炁、神样样不可缺，样样都要练。综合历朝丹书的内容，自古以来气功家常用的养生功法约有下列几种：

（1）意守丹田：《道枢·炼精篇》说："使其心常存于下丹田，久之神气自住，诸疾不生。若夫怨、怒、忧、惧、烦恼，邪之思欲奔竞，修真之大禁也，一动则元气损矣。"炼气的人必须经常精神内守，心意不离开丹田，储备充足的元气以预防疾病，如因红尘事繁心思长期在外，就会减弱丹田气。因为气脉的入口都在丹田，源头气不足，气脉就容易阻塞；烦恼多、心地不清净，更会造成心浮气躁、耗损元气。因此，不管事情多繁忙，还是得不忘分点心守着丹田，只要有一丝丝的意念存想丹田，保持腹力不松，丹田里的气就不致上浮飞散，这种心法叫作"一线系九牛"；倘若发现腹压不足，就要练练丹田气，至少要维持拳头可以捶打的程度。较高阶的练法是长久维持丹田、阴窍与两脚涌泉穴之间的联系，或采用其他"住气"的功法将气牢牢系在丹田，精气才不致飞散，功力也才会随着岁月增长。

（2）河车搬运：亦即气沿任督两脉周天运行，李时珍的《奇经八脉考》说："任督两脉，人身之子、午也……人能通此两脉，则百脉皆通。"任督两脉是气的主干，是炼气时阳火阴符升降之道，可让精炁周身运转，用气来灌溉肢体脏腑。任督两脉主宰人身的健康，在任脉方面，《内经》指出，一切元气虚弱的疾病，都必须从任脉论治，因为元阳循任脉下降丹田与元阴媾和，使身体得以气化，赋予身体动力；在督脉方面，《庄子·养生主篇》说："缘督以为经，可以保身，可以全生。"督脉循着神经系统的主干脊椎而上，两旁还布满各个脏腑的俞穴，在大门派里练功，除了通督脉，还要利用拍打的方式打通整个背气，背气畅通，人至少可以多活 20 年。据闻台塑企业董事长王永庆在练撞墙功，目的也是为了打通背气，不过，撞墙时必须丹田绷紧、绷住气劲、劲运背部，才不致受伤。全世界有很多人为背痛所苦，皆肇因于背气不通，光投以药石是很难彻底痊愈的。

因此，不管事情有多忙，身上的行气主干道每天都要运转一下，人身的气有三大循环圈：一是任督脉，二是左右脉，三是带脉，此三者每天至少各要运转 36 圈，算是一个基数，常练才能保持全身气行通畅。打坐前也应先活动关节，一坐下来也最好先把三大循环圈运转一次，让气血活络之后才开始守窍，才不致坐久了气血不通，肢体发麻。其实，丹田气动之后，气自然就会循着任督二脉运行，无须用意导引，用意为运转河车，只是在有需要时给予加强。

不过，小周天运转分好多层级，气可以走脊椎内侧，走脊椎两旁，也可以走脊椎中心，要真正将小周天全部练成，达到"上天梯"的功力，古代的修道家都要花上数十年。日本佐贺县立病院好生馆曾做过一项出人意料的实验，医生利用磁气或超音波的作用让受试人员的小周天运转，结果发现男性是从督脉上升再由任脉下降，女性却是从任脉上升再由督脉下降，这种现象在道书中从未提过，有待进一步的研究。

任督脉、左右脉的功能前文已有叙述，至于运转带脉的作用在于收束诸气，使体内的气不致散乱，而且可以控制丹田的火气不使上腾；运转带脉必须左转 36 圈、右转 36 圈，由于带脉串联了任督两脉，运转带脉可使全身处于高电压、高能场的状态，用以运动脏腑，排除浊气。此外，我们全身关节也可以利用磁场的转动引入能量，谓之"炁敛入骨"，让骨骼不断充电而使骨髓盈满增加骨骼密度，老来不会骨质疏松。

（3）发火烧身："发火遍烧身"一词出自陶弘景的《养性延命录》。随着年岁增长，人体的细胞逐渐老化，但是，如果我们每天供给细胞能量，就能长期维持细胞的年轻及活力。炼气的人

第八章　气与养生

最好每天进入气功态一次，以磁场能场笼罩全身，让全身细胞吸收能量，亦即一天喂一次细胞，以长保细胞的生命力。日本科学家藤原肇在《惊人的意念力》一书中说："以精神的力量强身，体内细菌的威力就会减弱。"台湾荣民总医院也做过实验，气功师的气可以杀死癌细胞，进入气功态时全身布满高能电场，细菌则没有存活的空间。《灵宝毕法》《大丹直指》等书还载有"起火降魔""真火炼形"的功夫，主张运起阳火来焚烧身上的阴魔邪气，道家认为，人体里面有所谓的"三尸九虫"，是破坏生命基本结构的阴邪能量，必须彻底清除才能脱胎换骨、长生不老。

此外，在《八卦行功法》里面还有一招"想火烧脐轮"，功效也极为显著，其功能在于开窍、排浊、增益神经系统。如果我们能够每天练一练"发火遍烧身""想火烧脐轮"，健康几乎已在自己的掌握之中。

（4）闭气攻病：这是自彭祖以降的修道家、养生家以及许多练功书常采用的方法，《养性延命录》引述彭祖之言："其偶有疲倦不安，便导引闭气，以攻所患。"《太清调气经》中也曾介绍："以心念苦处，以意相注，闭气攻之。"《胎息经微论》更说："身困有疾，医药不能治者，可以自己气海中元气运于周身，以攻病本。"以上都是利用"气冲病灶"原理的治病养生功法，当发现身上有阻塞之处时，即运足丹田气，闭气以意念强攻病处，最好并利用导引姿势引导脏气流动外排，"以自己气海中元气运于周身"即是闭气攻病的最重要诀窍。

现代一般气功教室为了多招学生，大都标榜"轻松学功夫"，因为闭气很辛苦，所以现在几乎已没有人在教闭气的功法，其实闭气对通脉治病能够产生很大的功效。举例而言，肝脏没有痛觉神经，是最沉默的器官，有病变时不容易察觉，但是肝脏发炎是一切肝病的起因。如果过劳或熬夜，也会造成肝脏上火，我们在入静时，肝脏是最吵的器官，老是觉得肝脏有一股火气直往上冒，这时便可运气强攻肝脏，排除火气，以清换浊。总之，胸腹或全身发现阻塞之处时，都要闭气攻之，就像我们平日要上厕所也要花点力气一样，身上有脏气要随时清除。日久功深，有朝一日，胸腹间出现"龙吟虎啸"，穴窍陆续"啵"的一声打开，全身经脉打通，全身都有气感，四肢、内脏稍有阻塞立可察觉，随时可行气打通，这就是养生气功的最高境界。

布袋戏里的刘三因为功夫练太多了，以致要用时会忘记功夫，有些老师父也是如此，老来平日只是炼神炼炁，常会忘了初级的炼气炼精功夫，锻炼精气才能维持身体健康，因此，偶尔还是得吸气入丹田，用闭气的功法养形。此外，我们还可以利用大脑中的七巧色板及脑下垂体，依照五行颜色的不同分别将能量下射五脏，以调整内脏的功能，不过，能够运用这种功法的人已经是绝无仅有了。

（5）导引行气：锻炼精气必须佐以身形动作导引，才能让气流布全身，平常可以练八段锦、易筋经、太极导引等功夫，练气功的人学太极拳也甚为恰当，打太极拳时身形下沉，上虚下实，有如扎马步，等于时时在加强筑基功夫。太极拳是内家拳，每天练一次，等于全身行气，有助于打通全身经脉，可兼收练形炼气之效；而且太极拳打起来很有美感，让练功不致太乏味。

冷谦号龙阳子，生于明朝初年的杭州，他擅长养生，活了150岁，现代工商社会生活紧张忙碌，炼气的人平常可以采用他在《修龄要旨》里介绍的"长生一十六字妙诀"来保养，口诀是："一吸便提，气气归脐；一提便咽，水火相见。"因为只有十六个字，因此也叫"十六锭金"。方法是：先漱口生津，一吸气便立刻提阴窍，同时咽一口口水，并提阴窍将地电往上带，咽口水时同用灵台将天电往下带，天电、地电都往肚脐集中，所以叫做水火相见，道书中的说明线路还要绕来绕去，我认为功法单纯一点比较方便，让全部的动作在同一时间完成。练习这个功法不需要选择环境，不妨碍工作，任何时间皆可练习，的确是一种很适合现代人练习的方便功法。不过，练这个功法，必须气路畅通、胎元灵活，而且阴窍要用得很纯熟才行。

《抱朴子·杂应篇》说："养生之尽理者，既将服神药，又行气不懈，朝夕导引……但患居人闲者，志不得专，所修无恒。"要想健康长寿，必须日日炼气、时时炼气，长保经脉畅通。现代人俗事繁忙，若要行住坐卧都要守住丹田很不容易，这时可以利用丹田下缘与阴窍互相吸引，就比较容易守住；修道家还有一些秘传的独门呼吸法，例如神仙呼吸法、天地人呼吸法等，运用这些高级的呼吸心法，平日在一呼一吸间，即能产生极高的炼气效果。

道家真气

气功的医疗成效

道家特别注重养生，是为一大特色，修道的目的在于治身、修心、了性，治身是第一步功夫，我们的身体不免有些旧疾新病，修道前先要治身，把病治好，否则修道过程会产生重重阻碍，修道家大都懂得一些医术，期能自医自救，所以自古即有"医道同源"之说。例如王重阳的大弟子马丹阳在陕西传道时，有一天中了热暑，差点魂归他乡，后来又中了火毒，别人给药不敢尝试，才觉悟道："道家有病，他人莫能医，当以自治乎！"尤其是许多修道人身处山林，远离人烟，生了病，医生鞭长莫及，更需要懂得自医之术，所以《抱朴子·杂应篇》说："古之初为道者，莫不兼修医术。"修道家也认为行医救人是立仙基、积功德的重要方法。

历代修道兼通医术的养生家很多，其中最著名的当数唐代药王孙思邈，其他诸如汉唐时期的葛洪、陶弘景、孟诜，宋元时期的刘河间、蒲虔贯、赵自化、丘处机、张君房，明清时期的陈继儒、冷谦、高濂、汪昂等人，这些前辈都传下了精辟的养生理论及功法。我们在练习气功的过程中，偶遇身体不适时，就可以借鉴这些前辈的经验。

要让西方医学家相信练气功能治病的确不太容易，但是人身是由物质及能量结合而成的，练习气功能够增强身体的能量，使许多疾病获得改善，虽然未能完全明了其原理，但经过现代医学家的广泛实验，气功能治病已是不争的事实。《西升经》说："形神合同，乃能长久。"我们锻炼身体，必须形体、能量兼顾，同体相保，才是健康长寿之道。

经由解剖观察，现代医学家很容易看到全身血管的分布情形，但在气脉方面，道书、医籍只有正经脉及奇经八脉等大干线的记录，这是修道家"观内景"画出来的。除了大气脉之外，人体全身还布满了支气脉、微气脉，目前尚无详细的"气脉分布图"可供诊疗参考之用，气功医学的领域尚有许多空间等待开发。

中医治病，对于气的机制当然了解得越清楚越好。东汉王充认为"精气"是生命的物质基础，魏末嵇康则认为"元气"才是生命的物质基础，姑且不论谁对谁错，有论证才有进步，不同的气对人体会产生不同的作用，确实值得中医界朝着这个方向深入研究。

以物性而言，血重而下沉，气轻而上浮，气、血会随着年纪增长而逐渐分离；而且《内经》说："天地之精气，其大数常出三入一。"我们呼吸所得是进气少出气多，体内的气会不断减少，到了年老时，气已所剩无几，血中缺少了气，变得又稠又脏，送营养、清废物的功能都很差，而且血管容易阻塞硬化，人怎能不生病？加拿大老人研究院院长温菲尔特博士说："只要找到让血管畅通的方法，人的寿命便可能活到两百岁。"意指人体的许多疾病皆源于血液循环出了问题，解决了这个问题便是医学上的大突破。在中医理论里面，气为血之母，血要净化、活化，就必须让血里充满气，只要血中气足，循环系统便能维持良好的功能。

人体是物质、能量、信息的组合，经由解剖得来的人体知识，仅止于物质层面而已，但有很多疾病的成因是来自能量、信息的异常。举例而言，台湾的复健医学会做过一个调查，发现超过96％的人曾有肌肉关节酸痛的经验，这个比率大概在世界各国都差不多。肌肉酸痛的原因很多，但是有极大部分肇因于气血阻塞，如能练习气功促进气血流通，即能解决大部分的问题。

我曾经在两个月内参加了两个同学会，有六七个老同学抱怨肩颈部位长年酸痛，吃药、针灸都治不好，照 X 光、断层扫描也都找不到病因，我伸手一摸，立刻察知他们的阻塞之处，施以按摩两三分钟，打开瘀结，酸痛就不药而愈。全身各部位类似的阻塞情形很多，如果医生都可察觉病因，对症治疗，就不必浪费那么多医疗资源，病人也可早点恢复健康，因为目前的复健治疗方式效果有限。炼气的人，因为经脉里面的气流量大、川流不息，比较不会有阻塞的状况发生，所以常觉身轻如燕，通体舒泰，即使偶有阻塞，也可以利用气功自行打通。

既然同样是为了医病救人，何必心存本位主义强分中医、西医？西医利用 X 光、断层扫描、正子摄影来观察病灶；中医把脉也是一种扫描，只不过西医是扫描病灶的物质状况，而中医是扫描病灶的能量状况罢了。如果医师在诊断时，物质及能量两方面的病因皆能掌握，对病情的判断必定更加准确，得以及早对症下药，将大大提升医疗的效果。

第八章　气与养生

孙思邈说："善养摄者，须知调气焉。"要谈养生，必须懂得调理自己身上的气，对自身的健康才具有主控性。精于中西医学的张锡纯在其著作《医学衷中参西录》中就主张"学医者宜参看丹经"，极力提倡医生要学习气功，以补医学之不足；毕业于香港中医学院的邓宏逊医师著有《内功理疗长寿秘诀》一书，书中叙述在医疗中加入了气功的练习，在慢性病的治疗方面获得了显著的成效，目前许多医院采用气功疗法也都发表了丰硕的成果报告。

把脉可以说是中国最神奇、最宝贵的一门学问，中国古代的医生有些兼习气功，大大提高感应度而成为"神医"，高明的医生一搭上患者的脉门就立知病情，犹胜医院漫长而繁复的检验步骤，可惜这门学问已经逐渐失传。现代医师若能兼学把脉，融汇中西医学技术，必能更深入掌握病情，如果除了投药、手术之外，还能佐以气机方面的调理，势必大大提高医疗的效率，造福更多的病患。

人是否可以长生不老

自古以来，长生不老是上至皇帝下至平民人人梦寐追求的目标，秦始皇就曾派徐福率童男童女三千乘船泛海东渡寻找长生不老之药，但是，人类究竟是否可以长生不老呢？

依照科学的观念，人身的细胞不断地分裂，每分裂一次，端粒就会减少，细胞会逐渐老化，我们无法不让人体停止生长，人的器官终究会因为衰弱而步入死亡。而且人类的一生中会感染各种疾病，还有天灾人祸、意外事故，加上工作、饮食、情绪、挫折、压力的影响，左右我们寿命的变数实在太多，要达到长生不老的目标似乎遥不可及。

几千年来，中国道家对于长生不老大都采取肯定的态度，《庄子》书中即描述，真人可以长生不老；历代道书记载，修道家活到一百岁以上者比比皆是，从史料中留下的生卒年代来看，修道家的平均寿命较帝王将相及平民百姓无疑要高得多。在几千年前，医疗尚未发达，修道家只凭借练习气功即能达到增进健康、延长寿命的目的，证实气功养生术是有效的，值得现代医学深入研究。

尹真人曰："人若根源牢固，呼吸之间，可夺天地之正气，而寿命延长。"因为人身的能量与天地是对流的，人可以取用天地无穷的能量而延长寿命，但条件是必须本身"根源牢固"，用比喻的方式加以说明：我们必须在自己身上建立一个"电瓶"，这个电瓶如果功能良好，它就可以引进天地的电能而充电，随时储备足够的电能以供身体运用。

长生不老必须具备两个条件：一是细胞不老，一是身体干净，这两者又互为因果关系。细胞是组成人体的最小单位，细胞健康人就有活力。伦斯伯格（Boyce Rensberger）在《一粒细胞见世界》这本书里面提到，在"不断引入外界的能量"的条件下，细胞是可以不死的。事实上，生物细胞里的"原生质"，科学家迄今仍找不到它会老化的证据。

控制论创始人韦恩纳（ N. Wiener）说："高等动物延续生命及健康的条件很严格，人体是一个维持稳定的机构，这种状态称为'稳态'。"稳态的意思类似道家所说的"阴阳平衡"，练习气功，训练意识，即使在外界的种种干扰之下，也利于维持生命体的稳态，这本来就是炼气的专修及擅长之处。人体纤维细胞最多只能进行 50 次增殖，练习气功能够引起人体生化、物理过程的有序化，要让细胞增殖超过 50 代并非不可能。

我们体内的所有细胞都有其个别意识，并在器官中与其他细胞合作，但是，由于细胞有其生存年限，而且人体不断积存污染的废物，减弱了细胞的活动力，因而组织逐渐失去功能，其实，科学家利用培养实验证明，细胞在恒保清洁、营养充足的状态下是不会老化的。人体的肌内细胞，可以被视为含有盐溶液的微小电池，借着加强生物电之作用，细胞即可顺利地进行修复及代谢。

1974 年 5 月，瑞士玛赫瑞希研究大学做过气功师脑波变化测试，发现气功可使脑波频率减少，而波幅却增加了三倍多，这个实验表明气功可使人的功能回到儿童时期的慢波，使大脑各区域的波形趋向同步，亦即形成脑细胞的电磁活动高度有序化，引导衰老的指标发生逆转。

科学家将人的脑波分为 α、β、θ、δ 四种，其频率各自不同，宇宙波的频率为 7.5 赫兹，胎儿与婴儿的脑波都是 7.5 赫兹，可见胎儿、婴儿的脑波与宇宙的能量是"天人相应"的，如果一个人能够让自己脑波的频率降到 7.5 赫兹，每天喂食细胞能量，基本上身上的细胞就不会老化，甚至还能像婴儿一般增生，让身体恢复年轻。为什么老师父能够"鹤发童颜"，就因为所练的功夫使生命产生逆转现象。

中国几千年来，历朝都有人提出返老还童的言论，表示历代都有人达到这个境界，否则这个理论绝对经不起岁月的考验。1954 年纽约医学院的四位医学博士曾提出一个报告：人在 60～75 岁之间，会遇到一个障碍期，如能跨过这个障碍期，老化现象便会停止，人体内的物理、化学变化开始反其道而行，有如"返老还童"。根据英国剑桥大学的研究，以干细胞、基因疗法和其他技术定期修复身体受损器官，有可能使人类老化的进程完全停止，甚至活到 1000 岁；伊利诺伊大学的一篇报告也认为，延缓老化就等于延缓癌症、阿尔茨海默病、心脏病等疾病的出现，大大提升人类生命的品质。科学家已知道人体有返老还童的现象，但其道理尚待进一步研究。

以目前人类的认知来看，生命脱离不了佛家所讲的"成、住、坏、空"的过程，人出生之后，经过成长、衰老的阶段，终将回归尘土。科学家认为生长、成熟、衰败、死亡这个公式是"不可逆的"，但是道家的理论认为生命是"可逆的"，道家说："顺为人，逆为神"，因为生命的起源在于"两神相搏，合而成形"，人是由阴阳媾和建构而成，既然人可以透过练习气功的方式盗取天地间的阴阳，我们就可以主导阴阳媾和的工程在体内重新进行，换句话说，人类可以借着修炼返老还童，"返"这个字即表示生命是"可逆的"。

生物学家、医学家研究遗传、基因的方法是在生命"坏"的阶段下手，想办法修补细胞、延长细胞的生命，但是道家却从"成"的阶段下手，要让生命的公式由顺转逆，其中最大的关键是，必须让我们的身体重新合成初生之始的能量。打个比方，在各地举办的古董车展中，我们经常可以看到五六十年车龄的老车依然可以上路奔驰，这些车靠的是保养及维修；如果这些古董车可以不断更换新的零件，那跟新车有什么不一样？

人的出生点在肚脐，所以采自脐带血的干细胞是一群尚未完全分化的细胞，它具有制造体内任何类型细胞的潜在能力，只是肚脐在出生后就慢慢退化，逐渐失去功能。但是，今天如果有人能够经过长期修炼，让肚脐活化，重现婴儿时期的功能，源源不断地制造新的干细胞，即可以扭转生命的定律。晋代许逊在《灵剑子》一书中说："气若功成，筋骨和柔，百关调畅，胎津日盛，血脉壮强。"句中的"胎津"，指的就是生命的初始元素。

此外，美国耶鲁大学针对人体老化现象所做的研究发现，人的躯体周围被一层电磁包围着，他指出电磁对于人体扮演着一种铸型的角色，细胞之生灭、增减皆受电磁的操纵，由此可知，炼气的人如能经常进入气功态，让全身罩满电磁场，即能对细胞的生命力产生有益的影响。

依照量子物理学家的说法，物质只是高次元空间投影于三维空间的映象，在某种条件下，可造成投影的实相更加精密，物质由粒子组合而成，而且这些粒子不断更新，频率及速度越高，物质就越精妙。因此，身体能量的提升，将会出现一些传统医学无法想象的变化。

赛斯书里面也告诉我们一个观念：为什么死亡对生物而言是必需的？那是由于不断更新的能量无法再被转译到肉体的缘故，但是，通过修炼气功的方式，我们可以重启肉体更新能量的功能，让身体不断接受新的好能量，排除坏的旧能量，易言之，高层意识有更新身体能量的能力。因此，人类如果能与宇宙建立能量的传输管道，经过修炼而拥有一个精妙的身体，死亡就距离我们非常遥远。

除了维持细胞活性之外，修炼气功的最大任务就是保持身体干净，如果气走筋骨皮肉，只能清除人体外表之脏物，必须打通全身经脉，才有办法将身体深处细小气脉的浊气全部清除，排除衰老致病的因子。因此，人类若要长生不老，就不能一时一刻停止"排浊纳清"，只要身体存在一天，我们不但要做好人体废物的新陈代谢，也要做好气的新陈代谢，易言之，供给细胞能量、清除体内废物这两项工程是不能休止的。

另一方面，来自外界的压力以及生活的失常，致使生命节奏产生混乱，也是造成人类生病、死亡的重大因素，人要健康长生，EQ非常重要，因为负面情绪会产生许多坏的能量而损及寿命。真正的修道家是豁达大度、与世无争的，如果气功师EQ很差，又热衷于名利的追逐，那么他修的道必定有问题。

人们常常向人瑞请益养生的方法，医学家也常到"长寿村"寻找长生之钥，根据这些探访综合起来的线索不外乎是生活快乐、少烟少酒、水质干净等因素，甚至有人判断是常吃地瓜的缘故，这些调查纵使可以归纳出部分的养生道理，但毕竟可以掌握的程度不高，无法让人人依规实践。何况，人除了长寿之外，还必须达到三个标准：健康无病、行动灵活、容貌年轻。像孙思邈活到100岁还"视听不衰，神采甚茂"才算理想。换句话说，不但要活得老，还要活得好，要达到这些标准的最佳途径，则非炼气莫属。

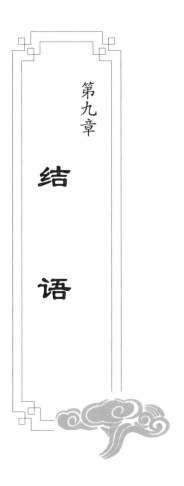

第九章

结 语

科学家为了解释气功现象中一些无法了解的现象，有人提出超光速概念、时空振荡假设等理论，试图解析气功的真相，并认为生命本身与高次元世界存在着某种沟通方式。人体是由形体、能量、信息组成的，目前人类只能指挥自己的形体，大部分人对自身的能量、信息的运作机制尚无所悉，但是道家的公式指引了一条可行的途径，通过种种练习气功的方式，我们可以学会驾驭自身能量、切换意识的方法。

《素问·上古天真论》说："真人者，提挈天地，把握阴阳。"意指我们如果能沟通天地，运用阴阳的原理，就能达到真人的境界。《老子河上公章句》也说："天道与人道同，天人相通，精气相贯。"吕不韦的《吕氏春秋》亦阐述天人一体的观念，这些古代先贤的理论，都在指出天、地、人是一个整体，但人必须通过修炼，使得人身小天地与宇宙大天地相应，我们才能明白宇宙的真相，也才能掌握自己的健康及寿命。

号称"世上最聪明的人"的数学家约翰·冯·纽曼（John von Neumann）的精微量子学说指出："所谓物质，不过是人类意念所造成的实物而已，真正的实体是思想意念。"物质乃意识所化，生命是由意识启动的，无极动而生太极，太极图中间新生的一点即代表意识启动生命的现象。

因此，唯有通过意识的修炼，才能发现生命的源头。但是，物理学家谢培德（A. P. Sheperd）说："虽然更高的层级与我们的空间互相渗透，我们却无法感受到更高的层级。"无法任意运用高层意识，这就是科学家研究宇宙时感到的无力之处。练习气功的过程，即可以通过修炼提升人类的意识层次。科学家得知一个理论，微中子可以自由进出物质、非物质及反物质的空间。

近年来，全世界掀起了乐活（LOHAS）的概念，许多人追求健康与尊重大自然兼顾的生活方式，其主要内容是提升身心灵的境界，并选择新鲜、在地、当季的生机饮食，以简单朴素的方式生活。广义地说，乐活也是一种养生术，但追根究底，其含义仍脱离不了"气"的运作范围，乐活人士所学习的瑜伽、武术、导引、运动、静坐等等，其实都是在炼气，而有机、洁净的食物也是为了避免污染身体，并获得食物中活泼的气。练习气功能让我们心性单纯，让我们能够自主吸取能量，自主排除毒素，将健康掌握在自己手上，这才是乐活观念的极致。

主持美国"潜能与医学研究所"的印度学者狄巴克·乔布拉在《不老的身心》一书中说："人类的身心自然具有寻找能量与律动的智慧，只是现代人遗失在庞杂的资讯与纷乱的生活中。"由于通信、传播以及视听媒体的发达，致使现代人类沉醉于感官的刺激，道德观念逐渐瓦解，犯罪层出不穷，忧郁沮丧人口增多，这些现象都显示人类精神文明日趋退化，要改善这些现象，炼气能够让我们脱离坏的能量，让心灵平静，开启我们的智慧。

目前，经过全世界科学家的实验，气功的好处已经普遍被证